Marseille, 2040

Le jour où notre système de santé craquera

W0352895

DU MÊME AUTEUR

Mon cousin le fasciste, Seuil, 2017.

La Fabrique du monstre, Les Arènes, 2016 ; Points, « Documents », 2017.

Marseillais du Nord : les seigneurs de naguère (avec Gilles Favier), Le Bec en l'air, 2016.

French Deconnection, Robert Laffont, 2014.

Philippe Pujol

Marseille, 2040

Le jour où notre système de santé craquera

Flammarion

© Flammarion, 2018
ISBN : 9782081422292

Note de l'éditeur

Notre système de santé est réputé dans le monde entier, pour la qualité des soins qu'on y délivre et pour la nature de sa prise en charge. Certains spécialistes estiment que c'est vers 2028 qu'il s'effondrera.

Ce récit d'anticipation est un scénario, parmi d'autres ; il permet de donner à voir à quoi notre système de santé pourrait ressembler, quelles problématiques deviennent brûlantes, comment les technologies redessineront les besoins et les compétences. Ce travail de prospective s'appuie sur un travail d'enquête mené en lien avec des acteurs de la santé en région PACA : interview, données chiffrées, projections et observation des lieux de soins. Il présente une vision de ce à quoi notre système de santé pourrait ressembler en 2040. Il fallait, pour en assurer le sérieux, le circonscrire à un territoire : un espace, des infrastructures existantes, et des données démographiques. Le choix de Philippe Pujol s'est porté sur la région PACA pour trois raisons : sa connaissance du terrain, l'accès aux travaux de l'agence régionale de santé, et deux éléments qui mettent cette région en première ligne des changements à venir : le climat et le vieillissement de sa population.

La prospective est un exercice, par définition, difficile, et le plus souvent aride dans sa restitution. Le choix du récit d'anticipation permet d'assumer une part d'incertitude, c'est-à-dire d'imagination, de la part de l'auteur, tout en incarnant des questions brûlantes, c'est-à-dire à la fois urgentes et sensibles.

Première partie

La chaleur arriva avec l'aube ; 40 °C, dès les premiers rayons du soleil, toujours plus écrasant à mesure que le matin avançait dans l'engourdissement de Marseille, embouteillée jusque sur les trottoirs où les *overboards* se pressaient, le long des langues d'ombres offertes par les auvents automatiques des grandes avenues. Le printemps 2040 fit ainsi son arrivée, plus irrespirable encore que les précédents ; chaque année battait un nouveau record de température depuis le Flash de 2028. Dans la fraîcheur climatisée de son véhicule, Antoine reçut son flux d'informations à traiter, en bon régulateur de santé qu'il était, du haut de ses 23 ans ; un thé glacé à la main, il écoutait patiemment son assistant virtuel lui lister d'une voix parfaitement humaine les situations de santé à aiguiller. Antoine était l'une des boussoles du système de santé. Installé dans une voiture autonome en route vers son espace de travail à l'agence régionale de la santé de PACA, à Marseille, il était déjà au travail.

7 h 48.

On déplorait sur la Gineste l'un des rares accidents mortels de l'année ; l'algorithme de régulation de la circulation routière avait refusé la collision entre une Google Car et une Apple Car dont les trajectoires avaient été calculées trop resserrées. C'est une personne à la retraite qui occupait la Google Car, un homme de 87 ans, souffrant d'insuffisance rénale ; trois étudiants à la faculté de Luminy finissaient de dormir dans l'Apple Car qui les menait à un examen. L'algorithme avait choisi de précipiter la Google Car dans le vide, tuant le vieil homme sur le coup, mais l'Apple Car avait été légèrement percutée dans l'action et fait deux tonneaux : trois blessés dont deux graves, des fractures ouvertes aux membres inférieurs et une suspicion de rate éclatée pour la jeune fille. Antoine se contenta d'enregistrer la prise en charge aux urgences de la Timone, de toute façon régulée par le centre 15, mais il nota que dans la matinée, il y aurait moins de chirurgiens digestifs disponibles pour une aide opératoire à distance par robots téléguidés.

7 h 55.

Salomé, 42 ans, vient de donner naissance à Jean-Pierre, atteint d'une malformation cardiaque congénitale détectée dès la seconde échographie, au début de la grossesse, par la gynécologue de la patiente à Briançon ; durant les deux semaines qui précèdent l'accouchement programmé, Salomé a été logée à Marseille, dans un hôtel hospitalier des quartiers nord destiné aux malades des territoires éloignés de la région Provence-Alpes-Côte d'Azur. C'est son voisin, un jeune homme d'Orange, un nouveau patient dont le cancer du foie vient d'être diagnostiqué et qui se trouvait là pour effectuer toute une batterie de tests et d'examens, qui a emmené Salomé à la maternité avant même que le monitoring ne déclenche une alerte d'accouchement imminent, comme quoi l'instinct a ses vertus que la technologie ne détrône pas. Né à l'hôpital Nord, l'enfant sera opéré dans quelques jours, après les examens approfondis.

Il fallait prévoir une hospitalisation à domicile à Briançon, et la mettre en place via des protocoles partagés avec les professionnels de proximité. Antoine s'assura que ces derniers étaient bien formés sur cette pathologie dans le Briançonnais et programma pour les prochains jours la venue d'un cardiologue pédiatrique qui effectuerait une session de formation en adéquation avec les trois niveaux des professionnels de santé qui s'occuperaient du petit Jean-Pierre. Une statistique soumise instantanément à Antoine par son assistant virtuel montra que ce type de pathologie cardiaque augmentait anormalement dans le Briançonnais ; une surexposition aux pesticides pouvait être en cause. Une montée en compétences en la matière sur le territoire semblait importante ; la direction de l'agence régionale de santé, l'ARS, fut aussitôt alertée par Antoine sur l'urgence d'encourager les élus locaux à tout faire pour réduire encore l'émission de pesticides sur leur territoire.

L'assistant virtuel effectua instantanément les demandes d'Antoine puis se permit de le couper :

« Antoine, il sera 8 heures dans trente secondes, le moment pour vous de prendre votre traitement et je me permets de vous prévenir qu'il serait temps de fixer un rendez-vous par Skype avec votre neurologue afin de le renouveler… Puis-je m'en occuper ? »

Antoine délaissa le verre qui venait de lui être distribué par le tableau de bord du véhicule autonome. En avalant ses deux pilules vertes d'une gorgée de thé glacé, il se remémora les premières fois où il avait pu bénéficier de ce traitement un peu après le Flash. Il le prenait déjà à cette heure-là, sa mère l'emmenant à l'école le lui tendait toujours avec la même bouteille d'eau et un empressement agacé : le petit Antoine, mal réveillé, devait s'en saisir rapidement pour qu'elle ne quitte pas trop longtemps la route des yeux. À cette époque les véhicules avaient encore des volants. Il arrivait toujours en retard à l'école. Déjà les embouteillages…

Antoine s'adressa à son assistant virtuel :

« Hal, s'il te plaît, préviens l'ARS du retard que tu prévois. »

Antoine avait choisi une voix masculine, calme et posée, pour son assistant virtuel, son AV comme on le disait désormais dans le jargon qui s'était banalisé ; il l'entendait via le haut-parleur du véhicule autonome – pour des raisons de santé, il avait refusé de se faire poser un implant dans l'oreille interne.

« Votre arrivée sera effective dans quarante-deux minutes, et l'algorithme de planification de réunion de l'ARS m'informe que la conférence hebdomadaire de démocratie sanitaire aura lieu dans cinquante-huit minutes. Je vais donc continuer à transférer les données de la plateforme territoriale d'appui vers ce véhicule. »

Antoine reprit son travail dans la lenteur de la circulation saturée sur la L3, la grande rocade fraîchement inaugurée autour de la métropole marseillaise.

8 h 03.

Une alerte d'épidémie de gale venait de remonter du centre de santé du quartier Reine-Jeanne, non loin du centre d'Avignon. Même dans l'une des villes les plus pauvres de France, le centre de traitement restait tout à fait compétent pour les pathologies de ce type, souvent liées à la misère. Antoine insista pour qu'une campagne de prévention soit rapidement activée sur le quartier en même temps qu'une intervention des services d'hygiène de la municipalité.

8 h 11.

La session « Travaillons ensemble » organisée ce matin avec le bailleur social de plus de 575 cités de la région PACA devait commencer dans quarante-neuf minutes ; elle regroupait les acteurs du sanitaire, du médico-social et du social. Une demande de collecte des données arriva au mêmc moment vers Antoine en vue de développer une offre de prestations (individuelles ou collectives) en soutien au parcours de santé du patient. Antoine mit Hal dessus ; presque instantanément, l'AV arriva à la conclusion algorithmique que la priorité sur ces cités allait à trois maladies chroniques : obésité, diabète et dépression.

8 h 20.

Shirley est avertie par son AV (programmé pour le faire avec tact) qu'un cancer du sein est très certainement en train de se développer ; son mini-laboratoire personnel d'analyses sanguines en temps réel vient d'en trouver des marqueurs. Accompagnatrice de vie à Cannes, elle se rend à Nice, où quelques tests concluront à un très bon pronostic.

Douze séances de radiothérapie lui seraient prescrites, suivies d'une courte période de thérapie ciblée à prendre tous les jours à midi, une heure avant le repas. Si le protocole était désormais classique, avec un taux de rémission de presque 100 %, Antoine était tout de même consulté pour qu'une formation personnalisée soit proposée à la patiente afin qu'elle comprenne les enjeux de son traitement ; des rendez-vous réguliers par Skype avec une infirmière coordinatrice de l'Institut Paoli-Calmettes à Marseille permettraient une montée en compétences de la nouvelle patiente vis-à-vis de sa maladie.

8 h 26.

Santalert, une société privée de surveillance de patients reliée à leur AV, alerta Antoine sur une accélération de la détérioration de l'état de santé de Nathalie, 87 ans, qui vivait seule à Saint-Cyr-sur-Mer. Son rythme cardiaque était trop lent, les apnées du sommeil se multipliaient et la vieille dame ne répondait presque pas aux appels de l'opérateur privé. Vérification faite, il constata depuis son centre de surveillance que Nathalie n'avait rien demandé à son AV depuis plusieurs jours. Anticipant un risque de déshydratation, l'opérateur préféra prévenir l'ARS pour qu'elle alerte une structure d'intervention auprès de personnes en perte d'autonomie afin d'enclencher la prise en charge par la couverture assurantielle de la vieille dame ; c'est l'ARS, via Antoine, qui se porta garant du bon respect des procédures auprès de celle-ci.

8 h 34.

Appel d'urgence de Sélim à l'ARS. Il a éduqué son AV à l'informer en temps réel des changements métaboliques ainsi que de l'évolution de ses constantes de santé à partir de ses capteurs implantés. Les données sont recueillies en continu et traitées en permanence. Son rythme cardiaque s'est accéléré, sa tension a monté et son taux de glycémie aussi ; Sélim est persuadé qu'il fait une crise cardiaque.

« La soixante-septième depuis le début de l'année », précisa Hal à Antoine. Comme un bon tiers d'implantés, Sélim était gravement hypocondriaque. Autocentré car perdu dans le flux de données le concernant mis à sa disposition, il avait éduqué son AV à diffuser dans le *cloud*, l'« information nuagique » comme disaient les autorités françaises, ses bilans de santé heure par heure, comme on jette une bouteille à la mer. Antoine lui programma un rendez-vous de toute première priorité chez un psychiatre, Sélim voulait voir un cardiologue ; la situation fut mise en attente et Antoine profita de son agrément l'autorisant à prescrire un placebo pour en envoyer un à Sélim par e-mail ; il s'agissait d'un son bizarre, présenté comme de la musicothérapie. Ce type de prescription était encouragé et désormais remboursé par la Sécurité sociale afin d'éviter une surmédication inutile et coûteuse.

À la seconde près, Antoine arriva au bureau à l'heure indiquée par Hal. Le bâtiment de verre de l'ARS était l'un des plus anciens du quartier, entouré de grands buildings et de tours qui le protégeaient du soleil. Les automobilistes victimes des embouteillages arrivaient en léger décalage les uns par rapport aux autres grâce aux algorithmes de distributions urbaines, si bien que les ascenseurs ne se voyaient jamais surchargés. Comme dans toute institution ou entreprise, les gens circulaient, Bluetooth à l'oreille ou implant dans la tête, en discutant à voix haute avec leur assistant virtuel. Ceux qui le souhaitaient se saluaient d'une petite vibration personnalisée via leur montre connectée. Antoine croisa Gérard, un vieux de la vieille un peu ringard avec son Bluetooth ostensible et ce vieux réflexe de serrer la main. On le tolérait encore un peu en 2040, uniquement chez les anciens. Gérard avait le regard inquiet, et s'exprimait visiblement sans tenir compte des recommandations de son AV dans l'oreille. Les applications de psycho-assistance étaient pourtant particulièrement efficaces pour éviter les malentendus, conflits ou incompréhensions interpersonnelles. Là, Gérard ne structurait pas sa pensée, n'optait ni pour le mode « interrogatif » ni pour le mode « révélation ». Comme s'il y avait un bug dans son AV. En fait, il n'en faisait qu'à sa tête.

« Tu n'es pas au courant ? Ça y est, on nous remplace… Pfouiitt… On vire les régulateurs… Terminé. »

Ses gestes manifestaient trop d'inquiétude en public, ça ne se faisait plus en 2040. Hal proposa un panel d'interactions à Antoine : sourire puis partir ; sourire puis changer de conversation ; sourire et interroger (« Mais cette option pourrait mettre monsieur en retard pour sa conférence »).

« C'est quoi cette histoire de remplacement ? Gérard, t'aurais pas abusé de cannavap ?

– Non Antoine, je ne vapote que du 5 % de THC, je suis clean, mec ! Dans le cadre de la loi, juste pour être bien… »

Antoine aussi ne consommait que du 5 % de tétrahydrocannabinol, juste pour être bien. Il se tut en regardant sa montre connectée pour lui faire comprendre qu'il fallait aller vite maintenant. Dans son oreillette, Hal commença le décompte jusqu'à la réunion en tenant compte du temps nécessaire pour s'y rendre.

« Bon, j'ai laissé traîner mon AV dans certaines conversations internes à la cafétéria et je sais qu'un robot va être mis en place pour automatiser notre travail. C'est la fin des régulateurs de santé, mec ! »

Cette satanée culture de hackers des types comme Gérard, les has been ; Antoine n'arrivait pas à comprendre que ça se fasse encore, qu'ils n'aient pas été calmés après le Flash. Ce qui s'était passé ne leur avait pas suffi ?! Hal, calmement, comptait à rebours et en était à vingt secondes « avant les problèmes notables ».

« Mais il n'y a eu aucune concertation sur le sujet ? (Ce que lui confirma Hal dans l'oreille.) La procédure de consultation est pourtant assez stricte !

– Tu sais comme moi qu'on nous demande de faire des économies (Hal informa Antoine que son taux de sous-consommation des crédits cette année était de 23 %, « ce qui est un bon résultat, félicitations monsieur »). Toi aussi Antoine, tu as pris en compte cette année le nouveau modèle d'invalidité tolérable personnalisé pour baisser les dépenses en thérapies... Ça va dans ce sens. »

Hal décomptait les cinq dernières secondes, si bien qu'il fit demi-tour et pressa le pas sans attendre la fin de la conversation. Gérard venait d'actionner une succession de petites vibrations désagréables au poignet d'Antoine, qui se trouvait déjà une dizaine de mètres plus loin.

« Ils ont pris un cabinet de conseil, Antoine ! »

« Mais pourquoi les vieux ne se montrent jamais discrets ? » pensa Antoine, gardant le sourire sur les conseils de Hal, qui, dans le même temps, le prévint que son rythme cardiaque augmentait.

Une jeune femme aux cheveux courts, blond platine, portant un tailleur à la fois strict et cintré, était déjà en train de parler, sous la dictée de son AV, quand Antoine entra dans la salle impersonnelle, honteux de son léger retard. « Ça ne se fait pas », lui siffla Hal, lui-même artificiellement honteux, un mode de renforcement de la culpabilisation prévu par les programmeurs de ce modèle d'intelligence artificielle. La jeune femme blonde était une implantée. Elle n'avait pas d'oreillette, même discrète, et jeta un regard courroucé à Antoine, qui avait perturbé son intervention. Elle reprenait quand Gérard entra bruyamment, en pleine dispute avec son AV. Trois petites pulsations de colère lui furent envoyées sur sa montre connectée, ce qui figea Gérard sous le regard assassin de la blonde en tailleur. Il souffla, se tut, elle reprit.

D'un regard, Antoine comme Gérard s'étonnèrent qu'elle ait commencé un exposé sur l'organisation générale de la structuration des établissements de santé dans la région PACA. Hal conseilla à Antoine de se détendre, car en plus du rythme cardiaque un peu trop élevé, « j'enregistre chez vous une augmentation légère de cortisol, d'adrénaline et de noradrénaline », énonça-t-il calmement, en lui rappelant qu'il enregistrait toute l'intervention de la coordinatrice pour l'analyser plus tard. Les hormones du stress chutèrent aussitôt dans l'organisme d'Antoine.

La jeune femme en bout de table s'exprimait clairement, presque trop, par de grands gestes :

« Quel que soit le parcours du patient-usager, il s'agit de respecter sa volonté et de l'accompagner dans sa connaissance du système. Cela nécessite de savoir l'écouter et d'accepter de co-construire avec lui les outils pour, finalement, l'amener au développement de son savoir-faire. »

Antoine connaissait la tirade par cœur ; par jeu, son AV la lui récitait dans l'oreillette en même temps. La jeune femme poursuivit avec la voix mécanique d'un vieil AV :

« Près de son domicile, le patient-usager a besoin de petites structures de soins primaires, de proximité donc, accessibles tant sur le plan géographique que financier pour y recevoir des soins de proximité tenant compte de la composante sociale de son contexte et intégrant la prévention dans les soins. Nous avons désormais 500 de ces unités de proximité en PACA, équipées de tout ce qu'il faut pour les téléconsultations avec des spécialistes.

« Lorsque le patient-usager relève d'une prise en charge médico-sociale, celle-ci est adaptée et diversifiée, et de nombreux lieux de vie lui sont accessibles. Les hospitalisations à domicile sont couramment impliquées dans cette prise en charge depuis plusieurs années lorsque la situation le justifie.

« Dans ces unités de proximité, dites U1, où l'on peut couvrir de 15 000 à 22 500 personnes, sont pratiqués à la fois la prévention, les soins et les urgences courantes. Une équipe d'une quarantaine de professionnels de santé y coopèrent étroitement. Trois niveaux de thérapeutes la composent, les TL niveau licence, les TM niveau master et les TD niveau doctorat. Des psychologues, des éducateurs sportifs, des kinésithérapeutes, des dentistes, des pharmaciens, des orthophonistes et des assistantes sociales complètent l'effectif selon les circonstances, soit tous les corps de métier d'une santé orientée vers la valeur perçue par le patient et son entourage. Chaque habitant est rattaché à son unité de proximité mais peut y choisir le ou les praticiens qu'il souhaite. Les U1 possèdent pour les plus éloignées un héliport et une station de drones autonomes. »

Même s'il jugeait la jeune femme rigide comme l'administration, Antoine ne put s'empêcher de la trouver plutôt bien roulée. Il fixa ses yeux clairs en essayant de se souvenir de l'organisation des structures de santé lorsqu'il était enfant, avant le Flash. Une infirmière aux yeux clairs lui avait caressé le visage à son réveil d'une opération de l'appendicite. C'était à l'hôpital d'Aix-en-Provence, l'un des premiers à avoir fusionné après le Flash (avec celui de Salon-de-Provence). L'établissement était désormais l'Unité 2 de référence au nord de Marseille.

Antoine fixait désormais la bouche de la jeune femme et quitta ses souvenirs pour reprendre le propos en cours. Justement, elle parlait des Unités 2.

« Viennent ensuite les unités de niveau intermédiaire, les U2. On en compte 86 en PACA, aussi bien centres de traitements que centres périnataux de proximité. Là, les thérapeutes doctorants sont des spécialistes. Chaque U1 est située à trente minutes de ces U2 où sont effectués les investigations et les traitements impossibles à mettre en œuvre en U1, ainsi que les interventions chirurgicales. C'est le généraliste de l'U1 qui propose l'envoi d'un patient au niveau U2, évidemment avec l'accord de ce dernier. Les unités de soins U2 ne sont pas spécialisées mais multisectorielles. Les équipements lourds y sont partagés. Cependant, pour les interventions complexes, elles restent accessibles en quelques dizaines de minutes et peuvent mobiliser en réseau les équipes et équipements sophistiqués nécessaires pour traiter les cas les plus difficiles. Les unités sont entourées d'hébergements non médicalisés, les hôtels sanitaires et médico-sociaux. L'amélioration des transports aériens personnalisés a évidemment permis ce qui était impossible jusqu'en 2028, à savoir le transfert très rapide d'une structure à l'autre. Le Flash a imposé cette réorganisation qui, depuis, a plus que fait ses preuves. »

Le Flash. Antoine venait d'en avoir un à force de fixer le visage de l'impassible narratrice. Il l'écouta désormais comme si elle ne s'adressait qu'à lui, une vraie sérénade administrative.

« L'hospitalisation dans les U2 reste réservée à des situations particulières ; c'est l'aboutissement d'un travail à la fois sur l'évolution du rôle des hôpitaux et sur la gradation de l'offre hospitalière dans la région. Bien sûr, la spécialisation offerte par ces structures reste également accessible dans les U1 grâce à des consultations avancées, qui ont donc lieu à distance, la communication étant rendue instantanée et complète grâce aux informations nuagiques, à la télémédecine, au transfert d'images… Comment le lien se fait-il entre ces différents lieux de prise en charge ? Un dossier partagé de santé est accessible partout par les AV de chacun en fonction des paramètres de confidentialité choisis par les patients eux-mêmes. Mais ce lien doit être renforcé par l'élaboration de relations humaines et institutionnelles entre les différents acteurs. Cette partie est assurée par les plateformes territoriales d'appui interconnectées, je ne vous l'apprends pas, vous faites cela au quotidien. L'équipe médicale autour d'un patient doit communiquer régulièrement, mais vous devez associer à cette communication les couvertures assurantielles et la Sécurité sociale. Ce n'est pas tout, car doivent aussi être renforcés le partage entre les professionnels, l'intelligence artificielle pour l'aide au diagnostic, l'identification de critères d'alerte, mais aussi le travail à l'évolution des algorithmes décisionnels. Les agences régionales de santé permettent de mettre en relation tous ces gens au quotidien. »

Antoine ne releva même pas l'optimisme un peu trop prononcé dans la présentation de la jeune femme. Il venait de prendre la décision de lui proposer un verre dès la fin de la conférence. Il n'était pas possible qu'elle soit aussi barbante dans la vraie vie. Elle était sacrément sexy.

« Les unités de niveau supérieur, les U3, comprennent les centres de soins lourds ou rares et les centres de recherche et de développement. C'est la tête pensante du système, qui dispose des équipements de pointe avec des spécialistes plus chevronnés. Les U3 sont alimentées grâce aux informations fournies par les U1 et U2 de l'ensemble du territoire, traitées par les technologies nuagiques de transparence totale, ce que nos aînés appelaient le "big data". Elles hébergent des start-up dont les produits et techniques sont envoyés aux U2 afin de réaliser des essais cliniques de phase 2 et 3 sur des populations volontaires suffisamment vastes pour qu'ils se montrent significatifs. Ils sont ensuite envoyés vers les U1, une fois l'autorisation de mise sur le marché obtenue, pour les essais de phase 4. Voilà ce qui a "universitarisé" les U1, par une boucle de rétroaction – recherche, développement, application, retour des résultats, puis retour patient. Par extension, c'est ce dispositif d'échange d'informations qui a permis à l'ensemble des dispositifs de vigilance d'être enfin efficaces. Il aurait été bien utile en 2028, au moment du Flash.

« Les U3 disposent d'une complète autonomie de gestion et sont gérées par des systèmes de partenariats public-privé avec délégation de service public et une vraie responsabilité financière. L'État garde un contrôle tout en bénéficiant d'investissements conséquents. Et cela dans la Transparence. »

Gérard s'énerva intérieurement à l'évocation de la sacro-sainte Transparence. La protection des données dépendait, il le savait, du paramétrage de confidentialité choisi par le citoyen. Mais la Transparence avait été plus ou moins imposée culturellement. Pratiquement plus personne en 2040 ne cherchait à protéger ses données. Gérard se souvint de la façon dont le phénomène avait commencé, bien avant le Flash, sur les réseaux sociaux. Une excroissance numérique du moi. Il souffla bruyamment – comme ça se faisait avant. « Les vieux, on leur laisse tout passer », songea Antoine, mécontent que la jeune femme se soit montrée un peu décontenancée par l'attitude balourde de son camarade. Elle se reprit aussitôt pour son plus grand plaisir.

« Tout est donc fait pour que le malade n'arrive pas à l'U2 ou a fortiori à l'U3 : 91 % des consultations et 75 % des soins restent au niveau U1 pour 12 % de soins au niveau U2. Les U3 se concentrent, en matière de soins, sur les cas exceptionnels et les pathologies émergentes. Ainsi, l'essentiel des moyens est consacré à la recherche, au développement et à l'optimisation des algorithmes d'intelligence artificielle sur lesquels s'appuient la régulation et le fonctionnement du système, en association avec les industriels. »

Gérard grommela de nouveau. Et la dizaine de régulateurs de santé présente à cette réunion hebdomadaire de « démocratie sanitaire » ne semblait plus s'en offusquer. Pourquoi racontait-elle tout cela ? Flottait dans l'air le sentiment d'un dysfonctionnement à venir, tout proche, sentiment particulièrement inacceptable à une époque où tout était régulé par de rassurants algorithmes, où toutes les décisions comme les indécisions se décrétaient à l'issue d'analyses qui suivaient des protocoles précis. C'était justement là que la jeune femme voulait en venir.

« Cette organisation vous est parfaitement connue, elle est en place depuis le Flash de 2028 et a fait ses preuves depuis. Si je suis là, c'est pour vous parler d'une nouvelle étape. »

Tous les AV des gens présents dans la salle signalèrent dans les oreillettes une augmentation anormale des symptômes du stress, à l'exception de celui de Gérard, qui l'avait mis en silencieux et se contentait de faire tourner un stylo autour de ses doigts d'un geste vif et répété. Il était le seul à en posséder un, dont il frappait la table selon un rythme rapide et syncopé.

« On m'a demandé de vous prévenir que prochainement sera finalisée la mise en place d'un système d'automatisation du travail des régulateurs de santé. »

Visages impassibles mais alerte rouge dans les oreillettes. Seul Gérard se risqua à lancer à travers la pièce la remarque que tous se faisaient : « On va donc être remplacés par des robots ! Les assistants virtuels prennent leur autonomie ! »

La jeune femme resta de glace. Antoine, refroidi, lui trouva soudain le visage qu'aurait pu avoir un AV, justement. Elle répondit à Gérard sans le regarder, récitant ce qui lui était dicté dans son implant auditif.

« Vos comportements au travail ont été enregistrés depuis plusieurs années et analysés par de puissants modules de modélisation cognitive. Votre façon de travailler a ainsi été scannée, améliorée et implantée dans une solution d'intelligence artificielle où ont aussi été conservées vos facultés d'initiative. »

Gérard se leva pour partir. Lui qui était considéré comme le meilleur régulateur de l'agence, justement parce qu'il s'affranchissait des carcans protocolaires dès que son intuition le lui commandait, venait de comprendre que son départ était inéluctable. On avait copié-collé son instinct.

Rompant le silence qui pesait sur cette fin de conférence, la jeune femme blonde expliqua qu'une phase de test allait commencer, chaque régulateur devant accompagner l'intelligence artificielle qui allait le remplacer. Des propositions de reclassement seraient ensuite envoyées aux AV de chacun. Antoine sortit et déposa immédiatement une incrémentation dans la boîte syndicale de revendications automatisées – une incrémentation qui tenait lieu d'engagement syndical ; la revendication était devenue l'empilement de problèmes individuels. La personnalisation avait neutralisé la contestation.

Comme il rejoignait son poste de travail, Hal l'informa d'une note de service qui venait de tomber : « Cette semaine aura lieu dans la région une nouvelle séquence de développement continu interprofessionnel. On déploie des spécialistes des maladies neurodégénératives (professionnels de santé et patients experts) avec pour objectif de maintenir en compétence les opérateurs dans les différentes unités des départements, mais aussi d'avoir un retour du terrain sur les pratiques aux quatre coins de PACA. » Aux régulateurs de s'assurer de la disponibilité des spécialistes. Et Antoine trouva subitement moins farfelue l'idée qu'on automatise son poste. Après tout, c'était déjà le cas. Il demanda à Hal de rentrer en contact avec l'AV de la jeune femme blonde de la conférence « pour lui offrir un verre ».

Puis il plongea dans sa routine.

Antoine s'installa dans son box de régulation insonorisé. Assis face à la fenêtre, il regardait, pensif, les buildings qui avaient poussé autour du vieux siège de l'ARS. Quand il était né, pas très loin d'ici, en 2017, la tour H99 n'était même pas encore en construction. Depuis, elle était perdue au milieu des autres gratte-ciel. Quelques employés finissaient d'installer les souffleurs d'air conditionné extérieurs. Comme la plupart des grandes villes, Marseille s'équipait désormais de ces climatiseurs géants dont l'efficacité restait discutée et dont les impacts sur la santé n'avaient pas encore été mesurés. Avec le réchauffement de la planète et des températures régulièrement au-dessus de 40 °C comme c'était le cas ce matin, des solutions techniques avaient été recherchées dès la fin du Flash. Paradoxalement, les températures désormais toujours hautes permettaient le fonctionnement des pompes à chaleur de dernière génération pour fabriquer proprement du froid. Antoine savait que pour l'été, Marseille rafraîchirait ses quartiers d'affaires, profitant de ce que les écologues appelaient le « dôme urbain ». Mais pour aujourd'hui, il savait surtout qu'il allait y avoir quelques crises cardiaques et autres défaillances liées à la chaleur, comme à chaque fois. Bon, cessons de rêvasser, il demanda à Hal de démarrer. La vitre se teinta, faisant disparaître le paysage, remplacé par un écran très sobre. Hal lui présenta Médi-Flux, l'intelligence artificielle qui allait effectuer la régulation et dont il devait contrôler le travail après la traditionnelle étape de paramétrages ergonomiques. Antoine sélectionna pour Médi-Flux une voix de femme, celle de Scarlett Johansson, une vieille actrice devenue l'icône plastique du monde nuagique, celui de la transparence numérique. « Qu'il y ait au moins quelque chose d'agréable à travailler avec cette machine », pensa Antoine.

La machine se mit en marche d'un coup pour traiter très rapidement les données, trop rapidement pour Antoine, qui suggéra que, le temps du test, Scarlett Médi-Flux avance à la vitesse d'un humain.

« Dois-je prendre en compte votre sclérose en plaques ? répondit l'intelligence artificielle d'une voix suave.

– Non, mon traitement en a annihilé tous les symptômes, répondit Antoine, cachant mal son étonnement.

« Un traitement qui d'ailleurs pourrait être modifié ; de nouvelles thérapies sont apparues depuis les traitements de *reboot* du système immunitaire. »

Antoine préféra ignorer la proposition.

Médi-Flux commença le travail. Pour des profils précis, l'intelligence artificielle définit des parcours. L'analyse à voix haute particulièrement sensuelle de la machine berça Antoine, qui tirait sans cesse sur son cannavap 5 % de THC.

9 h 12.

Thomas, 50 ans, présente un handicap du spectre de la psychose lié aux troubles schizophréniques qu'il connaît depuis longtemps.

Thomas vit dans un logement inclusif à Carpentras, avec quatre personnes qui ont également un handicap. Une gouvernante s'occupe avec eux des contingences du quotidien, ils sont par ailleurs autonomes dans leurs activités personnelles.

Thomas a un travail dans un établissement de service d'aide par le travail, un ESAT, depuis dix ans. Mais ces derniers temps, il s'est montré de plus en plus fatigué et a commencé à cumuler les problèmes de santé. Son médecin généraliste a diagnostiqué un vieillissement prématuré, fréquent chez les personnes en situation de handicap. Suite à l'adaptation de son temps de travail, Thomas ne travaille plus que trois demi-journées par semaine. Deux difficultés : ses revenus baissent, et il a moins de moments de socialisation dans la semaine. La gouvernante a constaté que Thomas était moins vif qu'avant, qu'il ne faisait plus grand-chose. Elle a contacté l'ESAT ; l'équipe convient également que Thomas est en retrait. Il y a manifestement un risque lié à la moindre mobilisation de ses capacités cognitives.

L'éducatrice référente de Thomas à l'ESAT a donc appelé la plateforme. Il s'agit de proposer à Thomas une prise en charge qui réponde à la fois à ses besoins en soins et à une nécessité d'autonomie sociale, laquelle ne passera dorénavant plus par le travail.

Scarlett Médi-Flux mobilisa l'équipe médico-sociale référente du territoire. L'éducatrice interviendrait au domicile pour travailler avec le patient son projet de vie. Elle aborderait également les questions de droits sociaux pour trouver la situation adaptée à sa perte de revenus.

Scarlett Médi-Flux orienta simultanément Thomas vers le groupement d'entraide mutuelle, le GEM de Carpentras, qui fonctionnait toujours bien : « Thomas pourra intégrer ce groupement constitué de personnes également en situation de handicap, et va, dans cette période difficile, y rencontrer un pair qui l'aidera. Avec le GEM, Thomas sera à même de reconstruire une activité sociale en dehors du travail : les membres organisent entre eux des activités, voyages, repas qui permettent de rompre l'isolement. »

L'éducatrice et Thomas tiendraient Scarlett Médi-Flux informée de l'évolution de la situation.

C'était exactement ce qu'Antoine aurait fait, et dans les mêmes termes. Scarlett Médi-Flux était une copie conforme de ses compétences. Il ne servait donc plus à rien. Demain, Antoine irait se procurer du cannavap 20 % dans le quartier des dealers du Rouet. « Tant pis pour la loi », pensa-t-il en écoutant l'IA poursuivre le travail.

9 h 38.

Yanis, 6 ans, habite le quartier de l'Ariane à Nice. L'infirmière scolaire du secteur, Céline, a jugé qu'il n'allait pas bien. Elle a été contactée par l'école en raison de grosses difficultés de comportement et d'apprentissage. Les instituteurs ne savent plus quoi faire : Yanis perturbe la classe car il n'arrive pas à se concentrer. Il est toujours en train de faire du bruit : parler, siffler, taper sur la table. Il se lève n'importe quand, arrive en retard, joue en classe. Il cherche le conflit avec les autres enfants et les insulte. Il est plutôt respectueux de l'instituteur, même s'il lui répond souvent. Yanis a du mal à suivre les consignes de travail. L'apprentissage de la lecture est très difficile, comme celui de la relation avec son futur AV.

Elle a vu Yanis. L'enfant présente des troubles du comportement majeurs, il est hyperactif. Il est également en fort surpoids, très près de la limite de l'obésité, ce qui est un facteur excluant supplémentaire à l'école : il réussit mal les exercices de sport, et il est très corpulent par rapport aux autres enfants.

Céline a rencontré les parents ; arrivés en France il y a cinq ans, ils parlent mal français. Ils ont fui leur pays en ruine où un conflit armé qui s'éternise depuis vingt ans a détruit toutes les structures économiques.

Elle a également contacté l'U1, l'ancienne maison de santé du quartier. Elle a l'habitude de travailler avec eux, ils font partie de la même communauté professionnelle territoriale de santé. La famille de Yanis est suivie ponctuellement dans cette U1. Céline y a demandé l'ouverture d'un dossier plus spécifique. Un rendez-vous a été pris avec l'infirmier coordinateur. Le médecin généraliste a reçu l'enfant et ses parents. Il a fait réaliser les bilans nécessaires et a questionné les parents sur les antécédents familiaux. Avec l'assistante sociale de l'unité de proximité, il a établi un plan personnalisé de santé validé par le médecin responsable et l'a expliqué à Yanis et à sa famille. Ce plan personnalisé de soins a été immédiatement partagé sur leur espace de communication nuagique. Il n'y a qu'un seul assistant virtuel pour toute la famille, un AV d'un modèle assez ancien, de deuxième génération. L'infirmière scolaire a donc également été informée, elle pourra signaler à l'école qu'une prise en charge est mise en place.

Antoine ouvrit l'oreille, curieux d'entendre comment l'intelligence artificielle allait s'en sortir avec ce cas un peu plus complexe.

C'était l'infirmière scolaire qui avait appelé la plateforme territoriale d'appui de l'ARS ; elle avait besoin d'organiser les différents niveaux de prise en charge et ne connaissait pas forcément tous les interlocuteurs pour répondre aux deux problèmes qui étaient très imbriqués : les troubles du comportement et le fort surpoids.

Langoureusement, Scarlett Médi-Flux lista ses recommandations :

« D'abord, une prise en charge psychologique : Yanis doit rencontrer un pédopsychiatre qui posera un diagnostic affiné. Ensuite, comme sa langue n'a pas encore été synthétisée dans le module de traduction des AV, un humain va se charger de l'interprétariat, car l'assistante sociale de l'U1 va en avoir besoin pour avancer avec la famille. Cet interprétariat sera organisé dans une plateforme régionale à Marseille. L'interprète participera aux rendez-vous par hologramme ou visioconférence, dans les locaux de l'unité de proximité. Une rencontre avec une diététicienne sera prévue, qui pourra proposer des conseils hygiéno-diététiques pour Yanis et pour sa famille et établir avec eux les modifications à apporter dans leur régime alimentaire. Et enfin, je programme une rencontre avec un conseiller en activité physique adaptée pour que Yanis reprenne une activité physique et évite de passer la limite de l'obésité. »

Le temps de tout mettre en place, Scarlett Médi-Flux resterait en contact régulier avec l'assistante sociale de la maison de santé pour organiser ces différentes prises en charge. Elle ferait le point régulièrement avec le médecin traitant et avec l'infirmière scolaire.

Yanis bénéficierait en sus d'un accompagnement psychopédagogique, dans un lieu d'accueil, trois demi-journées par semaine. Le reste du temps, il irait à l'école. Il y serait accompagné par une référente de vie scolaire pour faciliter son intégration dans le quotidien de la classe.

Antoine ne trouva rien à redire, il n'aurait pas fait mieux et serait certainement allé moins vite. Cependant, il dicta à Hal quelques remarques qu'il ne pensait même pas, avec désintérêt, même un peu de mépris.

Le test dura trois jours. Progressivement, Antoine remarqua un détail qui finirait par poser problème. Scarlett Médi-Flux allait trop vite. Trop vite pour que les patients et tous les professionnels de santé impliqués dans les parcours de soins aient le temps d'en appréhender le fonctionnement. Trop efficace pour des humains. « Mais pourtant, il n'y a personne d'autre que les humains qui ont besoin d'un système de santé », nota Antoine dans son rapport sur Scarlett Médi-Flux.

Le dernier jour du test, alors qu'il regrettait au fond de lui de n'avoir pas de retour de la jeune femme blonde depuis sa demande trois jours plus tôt, Antoine reçut une réponse du module de négociation syndicale personnalisé : un reclassement intéressant allait lui être proposé, comme formateur-patient sur la sclérose en plaques. Il allait faire de sa maladie son métier.

Au même moment, sa montre connectée vibra comme une grande longueur d'onde, de plus en plus fort, puis après un pic, de plus en plus faiblement, pendant une dizaine de secondes. La jeune femme blonde venait d'accepter son invitation à aller boire un verre le lendemain soir, sur le toit de la tour La Marseillaise, de Jean Nouvel. Antoine décida de s'acheter un bermuda à carreaux avec une chemise hawaïenne à palmiers… Il allait sortir le grand jeu.

Le jour suivant, à la cantine de l'ARS, Antoine en parla avec Gérard, qui faisait le même constat : « Médi-Flux va trop vite pour l'homme. » Avec le ton d'un mauvais acteur de théâtre, Gérard ajouta, la bouche pleine : « J'aurais jamais imaginé connaître ça : l'administration va mettre la population en danger parce qu'elle va trop vite... » Il avait même un épisode tragique à regretter. « Le garçon était suicidaire et la machine a immédiatement déclenché le protocole adéquat, mais sans recul, sans phase d'acceptation... Et le type s'est bourré de médicaments de contrebande, des anxiolytiques. Nous, on l'aurait senti, ça ; une maladie, ça ne répond pas à des algorithmes. » Gérard avait été programmeur avant le Flash, c'était un hacker, un crack. Pas de ceux qui avaient accéléré le cataclysme, mais au contraire de ceux qui avaient essayé de l'empêcher en injectant de l'irrationnel dans les systèmes.

Alors qu'Antoine ramenait son plateau, un petit homme à lunettes lui demanda un rendez-vous ; c'était un représentant du cabinet de conseil qui portait le projet Médi-Flux. Il le reçut à l'écart, dans une vaste salle de réunion vide que nettoyait un aspirateur autonome. Scarlett Médi-Flux lui avait fait part de ses remarques, il l'en remerciait d'ailleurs. Ces dernières étaient constructives et seraient utilisées pour améliorer l'IA, cependant, il serait bon qu'Antoine reste désormais discret avec sa hiérarchie, car son reclassement ne s'en passerait que mieux. « Nous vous y aiderons. »

Antoine reprit son poste, et laissa Scarlett Médi-Flux faire le travail sans plus de commentaires auprès de Hal. Même s'il n'en pensait pas moins. Ce soir, Antoine allait voir la jeune femme blonde. Il l'imaginait comme l'incarnation de la voix sensuelle de Scarlett Médi-Flux, le corps de la machine.

13 h 24.

Claire, 93 ans, habite à Barcelonnette. Jusqu'à présent, Claire vivait toute seule chez elle. Elle était en bonne santé, sauf un petit problème au cœur, bien suivi et surveillé par Mme Brouyard, son infirmière traitante (« de pratiques avancées », comme le claironnent sa carte de visite et son AV lors de toute prise de contact). Elle la connaît depuis vingt-sept ans, depuis qu'elle s'est installée dans la vallée.

Claire a des activités régulières depuis toujours, aussi bien sociales que physiques. Mais elle a un peu ralenti ces trois dernières années. À Barcelonnette, elle connaît du monde. Mais ses plus proches amis sont comme elle, ils vieillissent. Elle s'occupe de son jardin, cultive des fruits et légumes. Elle partage le surplus avec ses voisins et l'association de quartier, contre des aides ponctuelles.

Son mari est décédé il y a sept ans ; son fils et sa fille vivent ailleurs, comme ses petits-enfants. Il y a quelques jours, Claire a fait une chute dans son jardin. Son AV a alerté les voisins, qui l'ont retrouvée au sol. Claire a été amenée à l'unité de proximité de Barcelonnette. Elle a une fracture de la cheville, ouverte. Elle a dû être opérée en urgence. Elle a donc été transférée à l'U2 la plus proche, l'hôpital de Gap. Elle a ensuite été hébergée dans un lit d'accueil temporaire de l'Ehpad, le temps de contrôler la situation et de mettre en place sa rééducation. Claire a reçu peu de visites. Elle est perturbée par tous ces changements, de mauvaise humeur et n'a plus bon appétit.

L'appel auprès de la plateforme est passé par Mme Brouyard, son infirmière traitante. Claire est rentrée chez elle l'avant-veille, au matin, et Mme Brouyard est passée dans l'après-midi. Le pharmacien et le kiné ont également prévu une visite dans les deux jours. Tout a été organisé pour son retour à domicile. Mme Brouyard a fait le point avec l'équipe avec laquelle elle travaille dans l'unité de proximité.

Ils ont ajusté ensemble les interventions mises en place par Scarlett Médi-Flux : traitements, soins infirmiers et objectifs précis de la rééducation. Le plan personnalisé de santé est partagé avec tous les opérateurs mobilisés. Ils alimenteront les informations de suivi.

Maintenant, il faut stabiliser le quotidien dans la durée. Claire est contente d'être chez elle, elle peut retrouver une liberté dans ses horaires, mais le retour n'est pas simple. Elle n'a pas tous ses repères. Elle ne peut plus monter à l'étage, où se trouve sa chambre. Elle ne peut plus sortir se promener dans la rue, ni dans son jardin pour l'instant. Elle mange toujours trop peu.

Mme Brouyard prévient la plateforme du timing dans lequel il est nécessaire de prévoir les autres interventions pour permettre à Claire de retrouver son quotidien. Son fils est contacté par visioconférence, il faut essayer de tout organiser en lien avec lui, ce sera plus simple ensuite. Il s'agit donc de prévoir l'intervention d'une aide-soignante pour aider Claire à faire sa toilette et à s'habiller. Celle-ci veut garder la liberté dans ses horaires : à son âge, on ne lui impose pas de se coucher tôt. Il sera aussi nécessaire de prévoir l'intervention d'une entreprise pour concevoir et faire réaliser les aménagements de logement, puis de prévoir le ravitaillement en repas et en courses au domicile, ainsi que du temps de ménage. Il faut mettre une assistante sociale dans la boucle des soins. Jusqu'à présent, Claire n'avait eu aucun pépin de santé et vivait avec sa petite retraite complémentaire, mais sa situation justifie qu'on déclenche des aides financières. Il s'agit aussi d'appeler l'association de quartier pour informer l'équipe des changements. Ils s'organiseront pour passer la voir plusieurs fois dans la semaine.

Du haut de son implacable régularité quantique, Scarlett Médi-Flux contacta l'association Bien vieillir à Barcelonnette, avec laquelle Antoine travaillait. L'intelligence artificielle convint avec eux de toute l'organisation et informa Claire, ses enfants et Mme Brouyard de ce qui allait être mis en place à partir de leur espace de communication commun. Mme Brouyard ferait des points d'étape régulièrement avec Claire et si nécessaire son médecin superviseur. Elle pourrait solliciter Scarlett Médi-Flux, en cas de difficulté ou de questions. « Et elle ne se rendra probablement même pas compte qu'elle parle à une machine », pensa Antoine. Sinon qu'elle aura une réponse avant même d'avoir fini de penser à sa question, ce qui est agaçant comme une conversation sans cesse coupée et raccourcie par un interlocuteur pressé.

La fiche d'une victime d'un AVC passa alors. Un mauvais choix de la machine, toujours à cause de cette précipitation dans le protocole, et Antoine comprit que le patient était mal engagé.

Il prit des notes sur un carnet, ce qu'il n'avait plus fait depuis l'école primaire, sans faire aucun commentaire. Le patient s'appelait Minagopian, comme son neurologue, pensa-t-il. « Hal, où en es-tu avec mon rendez-vous avec le neurologue ? » L'AV répondit que sa demande était en attente. Scarlett Médi-Flux conseilla au patient d'essayer le nouveau protocole. Son instinct poussa Antoine à s'intéresser à cet AVC qui venait d'être mal orienté : il le sentait, c'était son neurologue. Il faisait partie des équipes de professionnels des maladies neurodégénératives déployées dans la région PACA pour faire monter en compétences les unités de santé de niveau 1, les U1. Et Minagopian n'avait pas supporté la chaleur suffocante.

Antoine écoutait attentivement l'enregistrement de la conférence de démocratie sanitaire qui s'était tenue trois jours plus tôt. Allongé sur le dos, il fermait les yeux pour savourer le timbre délicatement autoritaire.

« Hal ? Que peux-tu me dire ?

– Marie-Louise… Elle a 23 ans, travaille à l'ARS PACA comme coordinatrice de démocratie sanitaire… Vous êtes relativement compatible avec sa catégorie socioculturelle et ses mensurations entrent dans le champ de votre attention…

– Merci Hal, ça, je m'en étais rendu compte.

– Son AV a pris connaissance de votre profil et m'informe qu'il trouve comme moi un taux de compatibilité de 67 % entre vous deux, avec une marge d'évolution positive après la première rencontre.

– Et c'est ce soir, la première rencontre. Peux-tu me confirmer quelle tenue serait adéquate compte tenu des attentes probables de Marie-Louise, s'il te plaît ?

– Un costume rétro dépareillé, monsieur, un modèle de 2020 par exemple. Le look "bermuda à carreaux et chemise hawaïenne" pourrait être perçu comme trop chic. Vous dînez au dernier étage de la tour H99. Son AV me précise qu'elle aime les gens légèrement en retard, ça lui donne le sentiment de maîtriser la situation. Vous êtes attendu à 20 heures… Je programme votre arrivée pour 20 h 04. »

À 20 h 04, Antoine entra dans le restaurant d'où s'échappait une douce musique synthétique. La silhouette de Marie-Louise se dessinait sur la grande baie vitrée donnant sur le port de Marseille. Une élégance provocatrice. Hal avait bien fait les choses, songea Antoine. La jeune femme portait exactement le type de robe qu'il appréciait.

Le dîner se déroula bien, ne nécessitant que très rarement les interventions des AV, les deux intelligences artificielles s'accordant à trouver une comptabilité grimpant à 71 % – on s'approchait du seuil d'« intimisation de la relation ».

Les deux jeunes avaient par exemple en commun le fait que leurs parents se soient rencontrés grâce à Tinder, au début de l'ère des assistants de vie, un peu avant leur naissance, autour de 2017. Tandis qu'ils dégustaient des langoustes (élevées dans la nouvelle tour de pisciculture juste à côté), la discussion de moins en moins hésitante les amena à constater que tous deux s'étaient sortis du Flash de 2028 avec de nombreux dommages, sans qu'ils creusent plus avant cette question, « trop anxiogène », conseillés pareillement par leurs AV. Grâce au sien, Antoine savait Marie-Louise stérile. Et de la même manière, Marie-Louise connaissait la sclérose en plaques d'Antoine. Chez chacun, l'indifférence accueillait ces informations, routinières en situation d'approche relationnelle.

Bousculant les conventions auxquelles ils s'étaient tenus jusque-là, le boulot fit son arrivée dans la conversation quand Marie-Louise prit l'initiative de parler du neurologue d'Antoine, juste quand leur taux de comptabilité affichait un bon 75 %. Vraisemblablement, elle voulait l'avertir.

« J'ai appris que ton neurologue a eu un AVC. C'était un type important, tu sais. C'est lui qui a contribué à rédiger le cadre d'orientation stratégique de l'ARS en 2018.

– Celui qui a été utilisé pour reconstruire après le Flash ?

– Oui, exactement. Quasiment tous les changements qu'il y a eu dans les années trente et qui ont abouti à l'organisation des systèmes de santé que nous connaissons aujourd'hui en 2040 sont des applications des préconisations du COS 2018, un document porté pendant des années par ce Minagopian. Un type en marge, intelligent, qui avait perçu la nécessité de changer de modèle, de passer des silos et des intérêts individuels ou catégoriels à la synergie, au travail en réseau, en complémentarité, autour des individus et pour la sécurité. L'idée, c'était de maximiser la valeur ressentie par les citoyens-patients. Jusqu'au Flash tout ça n'était que des éléments de langage, des éléments du langage politique sans réalité effective. Le document avait été ignoré puis décrié par les corporatismes du monde de la santé et les politiques. À l'époque, la culture n'était pas la même.

– Je ne leur jette pas la pierre. Tu te souviens, en 2018 on préférait posséder plutôt que partager, les choses mais aussi les informations, d'ailleurs. Avoir en stock des paquets de médicaments dans sa salle de bains, et garder pour soi son dossier de santé. C'était avant la livraison automatique par drone. Eh bien pour l'hôpital c'était pareil, les gens préféraient en avoir un tout proche, même surdimensionné…

– Surtout surdimensionné !

– Bien sûr, ça semblait rassurant. Mais à l'époque, c'était fragile et ça a fini par devenir dangereux. Depuis, on a énormément amélioré beaucoup de choses : regarde, les diagnostics automatiques, l'échange d'images médicales et la coordination, les consultations à distance, les transports sanitaires, même les chirurgies à distance grâce aux robots.

– Mais Antoine… Tout cela était déjà bien au point en 2027, pourtant, il y a eu le Flash. Et ce n'est qu'après qu'on a compris qu'il était nécessaire de restructurer et d'organiser… Que les outils ne servent à rien sans les organisations et les comportements. C'est normal, le changement génère toujours des peurs et des soupçons, c'est toujours le cas quand on bouscule les équilibres en place. S'il nous semble aujourd'hui évident que le système de santé est un écosystème dont le pivot est la valeur perçue par le patient, avant le Flash, le centre de décision concentrait le seul monde médical. Après, oui : après, sous l'impulsion du COS 2018 et de Minagopian donc, après le Flash, l'intérêt du citoyen-patient a pris le pouvoir, il s'est mis à raisonner en droits et devoirs, à exiger attention et reconnaissance, à noter, comparer et recommander ou déconseiller, d'abord sur les réseaux sociaux puis via la

Grande Transparence permise par les AV. Tout y passait : les établissements de santé, les professionnels de santé, les médicaments… Ils ont exigé cette limpidité et des explications argumentées, ont attendu des réponses adaptées et rapides, se sont positionnés en partenaires des acteurs de santé. C'était après 2028, et c'était une révolution. C'est devenu une routine aujourd'hui. Minagopian y a beaucoup contribué avant que l'intelligence artificielle ne fige tous ses principes en algorithmes. Bref : tout ça a enfin permis aux médecins de s'occuper des patients et pas uniquement de leurs maladies.

– Ma mère m'a toujours dit : "La santé se garde, justement quand on y prend garde. Avec les médecins, au mieux, elle se récupère." »

Dans un large sourire, Marie-Louise reprit une gorgée de Red Bull-champagne.

À la fin du dîner, ils se rendirent chez Marie-Louise. Antoine demanda à Hal de le laisser une heure mais il comprit à l'efficacité des décisions intimes prises par Marie-Louise que la jeune femme n'en avait pas fait autant avec son AV. La fiche « relations intimes », qui était pourtant à transparence dérogatoire, avait été respectée à la lettre. Sacré Hal !

Gérard se montrait embêté, ce qui ne lui arrivait jamais, surtout maintenant que les émotions exposées étaient si mal perçues. Il ne finissait pas ses frites, et ça non plus, ça ne lui arrivait jamais. Antoine le poussa à parler, ce qu'il finit par faire.

« L'intelligence artificielle qui va me remplacer a traité ta fiche aujourd'hui. J'ai rien pu faire. »

Puis il laissa planer un grand silence. Antoine ne supportait pas ces effets que les anciens mettaient dans les discussions, ces faux suspenses, juste pour se rendre intéressants. Lui ne connaissait que la transparence : j'ai une info, je la donne, sans manières.

« Depuis que ton neurologue est hors-service, ta situation a été réévaluée, comme après chaque nouvel événement. Un nouveau parcours de soins t'a été alloué. »

Nouvel effet de suspense qu'Antoine encaissa par respect pour l'ancien qu'il était. Gérard reprit en parlant lentement, comme un acteur américain qui explique que l'heure est grave.

« Tu n'auras plus ton traitement traditionnel, mais une somme de traitements symptomatiques. Ton seuil d'invalidité tolérable a été relevé de beaucoup. Et si tu veux changer et rester sur l'ancien, tu devras le payer : 3 000 euros par mois. Non remboursés, puisque ce n'est pas la recommandation de la plateforme territoriale d'appui. »

Après une pause, comme pour le consoler, Gérard lâcha sur le ton d'un sage : « Tu sais, la santé, finalement, c'est quand le corps se fait discret, quand les organes gardent le silence. Quant à savoir pourquoi et comment… »

Hal précisa dans l'oreille d'Antoine que la citation exacte était : « La santé, c'est la vie dans le silence des organes », d'un type qui s'appelait Canguilhem, philosophe et médecin.

Il était bien gentil, Canguilhem, et Gérard aussi ; Antoine redoutait justement que le tintamarre recommence.

Un peu sonné, il se rendit à son entretien de reclassement avec le conseiller d'une entreprise sous-traitante. Un homme taciturne et froid se fit silencieusement dicter, devant lui, le dossier d'Antoine par son AV. Quelques minutes plus tard, il en conclut qu'Antoine deviendrait un patient-expert sur les questions de la sclérose en plaques. L'invalidité devenait tolérable du fait du gain professionnel qu'Antoine en retirait. C'était ça le compromis : laisser la maladie se réactiver pour qu'Antoine en fasse son instrument de réinsertion. Le silence des organes, c'était aussi le chômage pour Antoine.

C'était donc aujourd'hui sa dernière journée de travail à la plateforme territoriale d'appui. Lorsque la fenêtre de son bureau se teinta pour accueillir la voix de Scarlett Médi-Flux, Antoine ne la trouva plus du tout sexy ; il préférait celle de Marie-Louise.

9 h 02.

Appel d'un homme se faisant appeler Nemo Nobody. Il a 20 ans. La voix est très excitée, les propos se veulent d'une logique implacable. Monsieur Nobody annonce qu'il doit organiser le djihad chrétien, avec le petit-fils de l'ancien président des États-Unis Donald Trump. Il est en lien de télépathie avec lui. Personne ne doit essayer de l'arrêter.

Nemo est très loquace. Ses propos sont chargés de références à des êtres supérieurs, manifestement omniprésents autour de lui, qui lui commandent de mener ce combat pour la supériorité chrétienne. Il se plaint de la chaleur, il étouffe, a soif. Il menace de réaliser un attentat, se dit armé.

C'était l'un des rares appels provenant directement de patients. Nemo Nobody semblait manifestement en plein délire mystique. Scarlett Médi-Flux adopta immédiatement une méthode de communication pour laquelle elle avait été programmée et qu'Antoine connaissait bien : le dialogue ouvert, centré sur les besoins de la personne et développé pour la première fois en Laponie occidentale dans les années 1980. Il fallait garder le contact avec Nemo Nobody jusqu'à ce que celui-ci soit pris en charge par une autre personne.

Antoine comprit que Scarlett Médi-Flux se donnait pour objectif d'amener Nemo dans une des antennes territoriales de la plateforme, à Arles. Dans cette antenne, il serait possible de poursuivre l'entretien avec un contact visuel grâce à un hologramme.

En se rendant vers cette antenne, Nemo continua à palabrer sans interruption mais sans jamais qu'on comprenne ce qu'il voulait. Scarlett Médi-Flux l'informa qu'il serait accueilli par

Lilou, une jeune femme travaillant à l'antenne. Lilou était infirmière, formée à différentes approches psychothérapeutiques de gestion de crise. Elle resta d'abord en retrait et installa Nemo dans une salle aérée où il trouva de quoi boire, le temps que le dispositif d'hologramme se mette en place.

Nemo commença un entretien avec Scarlett Médi-Flux, qui s'était choisi l'enveloppe corporelle de la star de cinéma du début du siècle dont Antoine avait choisi la voix. « Ils ont implanté une dose d'humour dans les intelligences artificielles », songea Antoine non sans un certain respect. Nemo demanda une pizza tomate-mozzarella. Scarlett Médi-Flux transmit l'information à Lilou. Lilou était une implantée de dernière génération, capable de communiquer avec son assistant virtuel par la pensée grâce à une puce posée sur l'aire de Broca. Nemo obtint sa pizza. La tension commença à baisser.

Scarlett Médi-Flux scanna l'arme, une très belle imitation plastique. Elle demanda à Nemo si Lilou pouvait participer à leur échange. Le jeune homme, plus calme, accepta. L'échange entre Lilou et Nemo se déroula de façon apaisée. Le garçon accepta de se rendre dans un lieu de répit. Ce lieu était piloté par le service de psychiatrie de l'hôpital d'Aix-en-Provence qui prévint de l'arrivée du jeune homme. Lilou fit patienter Nemo jusqu'à ce qu'elle puisse l'accompagner. Elle l'emmènerait sur place et resterait avec lui jusqu'à ce que la transmission avec l'équipe du lieu de répit soit opérationnelle, ils pourraient tenir Scarlett Médi-Flux et Lilou informées de la suite dans les jours à venir.

Antoine reconnaissait l'efficacité de Scarlett Médi-Flux, mais il doutait toujours que des algorithmes seuls puissent s'occuper d'humains, si souvent irrationnels. Et puis, il pensait de plus en plus à Marie-Louise.

Fin de journée pour tout le monde. Les régulateurs de santé n'étaient plus. Gérard l'attendait dehors. Inquiet. Antoine débrancha son AV et demanda d'un geste à son ami d'en faire autant. « Trouve-moi le COS 2018, je le veux sur du papier. » Gérard lui frappa l'épaule pour lui montrer son accord.

Ils rentrèrent chez eux sous un soleil de plomb.

Hal glissa l'information à Antoine au moment où il entrait chez lui : Nemo, le garçon en crise de délire tout à l'heure, venait de sauter d'une fenêtre. « Le taux de prédiction de son suicide avait été évalué à 87 % selon la méthode

Jessica Ribeiro, mais aucune alerte dans ce sens n'a été donnée par l'intelligence artificielle qui a pris votre place. Pour cette dernière, la présence humaine autour de Nemo suffisait. »

« Peut-il y avoir de la jalousie entre les intelligences artificielles ? » s'interrogea Antoine, soudain très fier de la façon dont il avait éduqué son AV.

Trois vibrations sèches à son poignet gauche : sa montre connectée annonçait l'arrivée d'un colis. Antoine ordonna à Hal d'ouvrir la fenêtre ; un drone de livraison presque totalement silencieux apparut en clignotant dans son appartement blanc, baigné d'une lumière artificielle – le mode « jour de neige ». Antoine avait choisi cet éclairage pour contredire la chaleur agressive de l'extérieur. L'appareil sembla le regarder de sa lumière battante comme une paupière, puis déposa un paquet sur la table avant de ressortir, indifférent à l'atmosphère suffocante qui commençait déjà à réchauffer la pièce. « Tout est pris en charge par la Sécurité sociale », l'informa Hal par les haut-parleurs incrustés discrètement dans les murs. Dans la boîte, Antoine trouva son traitement contre les symptômes de la sclérose en plaques. « Les symptômes », laissa échapper à voix haute celui qui allait repasser du côté des malades, sensation depuis si longtemps oubliée. Hal ne commenta pas ; il restait bien à l'abri dans son monde synthétique, quelque part dans un vortex nuagique, ici ou là. Et c'est tout heureux que l'AV utilisa son « module de joie communicative » pour prévenir Antoine, plongé dans un profond désarroi, que Marie-Louise l'appelait par visiophone. Antoine prit l'appel qui lui était projeté sur le cadre prévu à cet effet derrière son lit. La Marie-Louise qui apparut un peu plus grande que dans la réalité avait la pose d'une Mona Lisa en tailleur strict, en plus sévère et avec en fond la salle de réunion vide de l'ARS. « Antoine, vous êtes convoqué immédiatement en salle d'entretien de développement personnalisé. » La communication s'interrompit dans une vibration de l'image, laissant Antoine acquiescer dans le vide.

Déçu du tour que prenait leur relation et stressé (Hal ne cessait de lui conseiller de respirer, de marcher plus lentement et de se concentrer sur une idée positive, ce qu'Antoine trouvait idiot puisqu'il pensait immédiatement à Marie-Louise nue dans le lit), le jeune homme entra pile à l'heure dans la cabine d'entretien où l'attendait la jeune femme. Elle était assise, l'air grave, une moue magnifique, des yeux plissés avec sérieux et un petit décolleté bureaucratique

que ne manqua pas de remarquer Antoine dans un petit pic d'insuline. Il s'assit et elle laissa le temps à son AV de lui réciter les informations légales obligatoires avant de commencer.

« Conformément aux accords sociaux en vigueur, aucune conversation n'est enregistrée et aucune image n'est prise dans cette salle d'entretien de développement personnalisé, l'échange reste donc confidentiel mais doit cependant donner lieu à des rapports des deux parties en cas de contestation ultérieure. »

La lumière passa alors au bleu neutre et Antoine constata que Marie-Louise avait choisi une ambiance urbaine pour les projections murales, ne sachant s'il fallait y lire un bon ou un mauvais présage. Hal se retira dans son vortex nuagique comme l'imposait le règlement.

Le regard de la jeune femme désespéra Antoine tant il le trouvait beau mais enflammé, il en était certain, pour le blâmer. L'agent de régulation, redevenu simple malade de métier, avait eu l'audace d'espérer maintenir sa relation avec une cadre de premier ordre, phénomène que démentent pourtant toutes les statistiques sur lesquelles s'appuient les algorithmes de séduction. Leurs AV s'étaient laissé perturber par la longue et inhabituelle discussion qu'ils avaient eue, Marie-Louise et lui, mais la récré était finie. Antoine aurait dû le voir venir. Il savait bien que le flirt par la conversation était fini. C'était la drague à la papa, celle de ses parents. On se trouvait sur le réseau, on s'envoyait quelques photos, on enjolivait sa vie, flattait un peu l'autre et ça finissait au restaurant, où tout se jouait dans la soirée : « Ça va le faire » ou « Dégage ». Fini ce naturel-là, c'était une autre génération, une génération où les statistiques étaient parfois démenties (la preuve : son père, médecin dans les quartiers populaires de Marseille, avait fini avec sa mère, une infirmière dans le nord de la ville). Désormais, pour tout ce qui concernait la séduction, l'usage voulait qu'on laisse faire les AV, en quatre étapes. Les assistants virtuels étaient d'abord programmés pour percevoir un émoi sentimental lorsque deux personnes avaient une interaction. En cas de réciprocité d'une émotion, les AV des deux soupirants se mettaient en relation pour procéder à un très rapide calcul de concordances amoureuses. Au-delà d'un certain pourcentage de compatibilité, une proposition de contact était émise par les entremetteurs numériques. Antoine se refit le film : l'autre soir dans la tour devant les langoustes, la stérilité de Marie-Louise avait dû inhiber dans l'algorithme de régulation amoureuse la routine de restriction entre deux personnes de niveaux sociaux différents. Déclassement ou erreur statistique (il y a longtemps que les bugs n'existaient plus), Antoine n'était pas sûr, mais il n'y avait plus de doute : avec la récente dégradation de sa situation professionnelle, le delta s'était creusé jusqu'à rendre cette marge de tolérance inconcevable. Les yeux magnifiquement colériques de Marie-Louise allaient le renvoyer à des amours dans les normes statistiques. Comme elle allait parler, il ferma les yeux pour mieux encaisser. Les lèvres de la jeune femme étaient d'une douceur impossible à modéliser, même avec la meilleure imprimante 3D. Elle l'embrassa avec passion et Antoine, ouvrant les paupières, se vit entouré des buildings de la ville projetés sur les murs d'une salle d'entretien de développement personnalisé. Et tout se développait bien.

Après une heure d'entretien, Marie-Louise s'était rhabillée et se laissait caresser la tempe qui, regardée de très près et avec attention comme le faisait Antoine, laissait deviner l'implant qui avait été placé sous la peau.

« Tu te sens bien ? lui demanda-t-elle tendrement.

– Plutôt, oui, mon entretien s'est bien passé.

– Non, je veux dire, comment ça va depuis qu'on t'a modifié ton traitement ? »

Bien entendu, elle savait. Pour Antoine comme pour les personnes de son âge, la protection de la vie privée n'avait jamais vraiment eu de sens. Il avait grandi dans la Transparence, cette injonction à livrer ses secrets était, pour cette génération, ressentie comme un soulagement plutôt que comme une intrusion. Depuis qu'ils étaient bébés, leurs photos circulaient sur Facebook. Alors l'hypertransparence s'était imposée comme une évidence.

« Je viens à peine de recevoir mon nouveau traitement… »

Court silence ; il reprit, sur le ton de la confidence.

« Je n'ai pas envie de recommencer à avoir la tremblote, même si je sais qu'un médicament à base de cannabis marche très bien. J'étais sorti de tout ça.

– Tu sais, la décision de modifier les traitements… elle se fait sur des critères médico-économiques. Un algorithme croise plusieurs indicateurs pour choisir le traitement qui adaptera ta maladie en adéquation avec ce qu'est ta vie. On calcule ton destin, en quelque sorte. Et ça marche très bien. »

Antoine, froissé, cessa de caresser la joue de la jeune femme et changea de conversation.

« Je vais aller voir ma mère avant de recommencer ma tremblote.

– Elle ne parle toujours pas ? »

Décidément, même l'intimité familiale n'était plus qu'une cage de verre ; Antoine s'en voulut de s'en agacer.

« Non, depuis fin 2028, elle n'a plus dit un mot à personne, un virus a détruit certaines fonctions, notamment la parole. Mais elle me parle avec ses yeux et son AV me renseigne sur son état émotif.

– Tiens, voici une puce de contact, c'était la mienne avant que je m'en fasse implanter une. Tu pourras – comment dire ? – discuter avec elle grâce à ça. Elle vient d'être opérée. Une puce dans son cerveau qui devrait lui permettre de communiquer. »

Antoine la reçut dans la paume de sa main comme une offrande d'enfant. Il ne savait pas si c'était pour de faux ou pour de vrai.

« Et puis, tu pourras communiquer avec moi… Comme par télépathie. »

Marie-Louise se réajusta dans un sourire lénifiant qu'elle effaça de son visage strict au moment de sortir. Fin de l'entretien de développement personnalisé. Qu'est-ce qu'Antoine allait bien pouvoir mettre dans son rapport ?

Le service opératoire de l'unité hospitalière Nord de Marseille (de type 3) ressemblait à tous les autres services de chirurgie de France. Rien qui n'ait vraiment changé depuis plusieurs décennies sinon l'absence désormais de tout document papier. Les AV de chaque patient centralisaient les informations nécessaires aux prises en charge en consultant leurs dossiers interprofessionnels de santé. Les plateaux techniques, bien qu'épurés, possédaient tous de sobres robots chirurgicaux en assistance ou supervisés par des chirurgiens eux-mêmes. Vieillissants, comme put immédiatement s'en rendre compte Antoine en traversant le service. On lui indiqua la chambre de sa mère, qu'il trouva assise sur une chaise massante, face à la fenêtre donnant sur le port de Marseille, toujours aussi animé par les grands trafics internationaux. La croissance à deux chiffres des pays nord-africains bénéficiait pleinement à la métropole, qui avait su prendre un virage intelligent à partir de 2020. Le maire n'avait pas changé depuis, sa recette « éducation-culture-port de commerce » ayant permis le renouveau d'une ville embourbée au début du XXIe siècle dans un clientélisme sans ambition ni modernité. Un temps désormais oublié, sans trace du passé, pas même le nom d'une rue, ou peut-être une impasse.

Léa ne faisait pas ses 50 ans. Coiffure complexe générée par une imprimante capillaire « au cheveu près » comme cela était mentionné sur la boîte, maquillage sobre, elle faisait bien son époque, si ce n'était le reliquat à peine perceptible d'une grimace très en vogue dans sa jeunesse, la *duck face* : narines légèrement pincées, regard polisson par-dessus et une moue un peu trop forcée, le masque un peu effacé d'une pimbêche séductrice. Antoine la trouvait cependant plus belle que ridicule. Elle esquissa un sourire lorsqu'il se plaça entre elle et la fenêtre, sans un bruit. Le pansement de son opération était minuscule, sur la tempe gauche, et le médecin venait de lui préciser qu'elle ne souffrirait pas grâce à des microcapsules d'antalgiques laissées dans la plaie pour se diffuser progressivement. Ce que l'on appelait avant une trépanation était devenu une « petite chirurgie », expression prononcée avec tendresse par les médecins comme une grand-mère de 2040 parlerait d'un « petit haut » ou d'une « petite salade ».

Comme à son habitude, il ne lui parla pas. Léa avait pris le Flash en pleine face en 2028. Un virus lui avait abîmé le cerveau lentement pendant la décennie suivante, la zone de la parole et celle de la conceptualisation étaient touchées. Léa pouvait penser, se souvenir, ressentir, désirer, souffrir, mais elle ne pouvait que très partiellement l'exprimer. Et elle n'appréhendait finalement que ce qu'elle percevait et qu'elle emmagasinait. À cette époque de la Grande Transparence, Antoine regardait la personne la plus opaque qu'il pouvait côtoyer, et son amour pour elle était immense.

« Il paraît que si je mets ça sur ma tempe, on va pouvoir communiquer… Je n'y crois pas du tout mais autant essayer… »

Antoine plaça le petit implant externe que lui avait donné Marie-Louise sur sa tempe et ressentit comme une ventouse sur sa peau. Puis rien.

« Monsieur, dois-je vous connecter avec votre mère ? »

Antoine sursauta, aussitôt honteux d'avoir laissé paraître une émotion. Hal résonna comme dans son esprit, comme une pensée particulièrement distincte, claire. Antoine ne se contentait pas de l'entendre, il l'intégrait à sa réflexion. Une présence synaptique.

« Oui, vas-y. »

Soudain, dans une commune dilatation de pupilles, Antoine et sa mère échangèrent. Pas des mots, ni même des pensées, mais des impressions. L'activité cérébrale de l'un était directement envoyée à l'autre… De la sensation pure. Léa et Antoine intimes comme avant qu'il naisse.

Il n'aurait pas pu dire combien de temps cela dura ; il ne comprenait pas tout, lui qui était particulièrement démuni pour les communications non verbales. Il avait grandi avec une palette de six émotions, que son AV était d'ailleurs capable de repérer à ses constantes et à des microvariations hormonales. Le standard émotionnel international avait figé ces six émotions dans les normes GAFA 2030 : « like », « love », « haha », « wow », « sad » et « angry ». Mais aucun standard ne pouvait modéliser ce qu'il venait de vivre. Hal avait pris l'initiative de le déconnecter de sa mère tant les pulsations cardiaques avaient augmenté. Antoine embrassa sa mère et croisa une infirmière qui apportait le repas. Il sortit et s'installa dans un véhicule autonome.

Hal rationalisait les sensations en les recoupant avec les téraoctets reçus de l'AV de Léa. De sa voix parfaitement égale, il énonçait toutes les informations débarrassées des émotions et de l'irrationnel humain. Antoine écouta la version modélisée de ce qu'il avait ressenti :

« Votre mère connaît une forme active de paramnésie. Il s'agit de cette sensation plus communément appelée le "déjà-vu". Le déjà-vu d'un souvenir ancien, que je situe en début 2028 mais qui s'est télescopé avec un événement qu'elle vient de vivre, en 2040. Pour le dire autrement, 2028 vient de ressurgir en elle comme s'il s'agissait d'un élément nouveau. Une cryptomnésie assez commune, qui trouble cependant votre mère profondément. Elle tourne en boucle sur une conversation qu'elle pense avoir entendue entre l'anesthésiste et le chirurgien qui l'ont opérée en 2028. L'anesthésiste annonçait qu'il quittait l'hôpital pour le privé et ses conditions incomparablement meilleures, pour travailler comme pour développer de nouveaux projets. Quitte à se taper des cadences de malade, autant avoir les contreparties. Le chirurgien, chef de service, s'est appuyé sur votre mère pour l'en dissuader : à ce compte-là, plus personne ne pourrait la prendre en charge, elle n'aurait plus qu'à essayer de se trouver une place dans une clinique privée en espérant qu'elle ait les moyens de se payer les faramineux dépassements d'honoraires qui financeraient le petit confort de monsieur l'anesthésiste. Après, elle a mélangé des bribes : souvenir ? intuition ? Il y a la diminution des chirurgiens, leur épuisement, leur lassitude ; un syndicaliste qui rappelle comment l'extension des quarante-huit heures de travail hebdomadaires à toutes les spécialités médicales et chirurgicales, en 2025, a rendu impossible de garantir la permanence des soins sur l'ensemble du territoire ; les services de chirurgie qui ferment, la tension sur la profession, tout ça mal anticipé ; le recours à des chirurgiens formés hors de France, les incompréhensions, la défiance entre le corps médical et les pouvoirs publics, une défiance énorme, impossible à détruire une fois qu'elle s'est installée. Il y a l'accès aux plateaux techniques qui se contracte, faute d'anesthésistes, de radiologues aussi. La radiologie devenue obligatoire avant tout acte chirurgical. Et dans cette désorganisation, la grippe de 2028. Votre mère est très agitée. »

Antoine n'avait pas tout compris. Il s'en foutait d'ailleurs et pensait à tout ce que lui avait raconté sa mère et sur quoi on ne pouvait poser aucun mot. Il se faisait distribuer un cachet contre sa migraine quand sa vue se troubla. Il reconnut immédiatement le premier symptôme de la sclérose en plaques, exactement le même qu'en 2028, quand un virus du Flash avait bouffé en tout premier la myéline de son nerf optique. Il savait que la prochaine étape serait la moelle épinière. La voix de Hal continuait dans le vide quand Antoine eut une vision, une empreinte que lui avait laissée Léa dans l'âme. « Le Flash revient », marmonna-t-il. Antoine venait de comprendre en partie les visions de Léa. En 2028, sa mère n'était pas encore handicapée. Donc une partie au moins de cette discussion entre l'anesthésiste et le chef de service venait d'avoir lieu, en 2040, sans doute la veille, juste après son opération d'implant. Son mauvais pressentiment se serait transformé en paramnésie ? Infirmière en 2028 dans un service de chirurgie, elle aurait assisté à cette conversation entre un médecin et un anesthésiste. Et la veille, des éléments lui avaient rappelé cet échange. Des éléments très proches de 2028, d'où cette impression de déjà-vu, comme l'expression d'un instinct. Un déjà-vu qui ressemblait beaucoup à l'amorce d'un désastre.

Hal passa complètement à côté de cette intuition, comme du malaise d'Antoine, d'ailleurs, pour lui donner deux informations : « Gérard vous informe qu'il a expédié votre demande chez vous, un paquet vous attend d'ailleurs sur la table, je me suis permis de laisser entrer un drone de livraison puisqu'il avait un code d'authentification ; sinon votre ordre de mission pour demain vient de tomber, c'est une formation comme patient-expert. »

Son arrivée en salle de formation coïncida avec les prévisions de Hal. Un hologramme se tenait au centre d'une pièce ovoïde : une femme ronde à lunettes, d'environ 35 ans, avec le sourire béat qu'ont toujours les formateurs. « Vous allez sortir avec la pêche ! » formula Antoine silencieusement en adoptant la voix de présentateur télé qu'il lui prêtait pour singer sa prévisible introduction. Antoine était bougon, il ne voulait pas être là, savait que la sclérose en plaques ne donne pas la pêche, et n'avait pas réussi à dormir malgré les ondes delta de sommeil profond qu'avait émises Hal pour rétablir un nocturne apaisement. Les sensations de Léa résonnaient encore un peu en lui. Un bonheur. Mais aussi la peur du retour de sa maladie. L'insomnie avait poussé Antoine à lire le COS 2018 envoyé par Gérard. Il n'avait plus lu sur du papier depuis au moins dix ans, et n'avait pas veillé depuis au moins autant. Il avait trouvé cela subversif et agréable.

« Vous allez avoir la pêche ! »

La formation commença. De la dizaine de personnes présentes autour de l'œuf, quatre l'étaient physiquement, assises sur des chaises hautes à rotation apaisantes, et six sur des écrans disposés symétriquement autour de la base de l'ovoïde, comme l'exigeait non plus la politesse mais la convention.

« Je me présente, je m'appelle Soraya. »

Sa voix particulièrement agréable attrapait l'auditoire comme une publicité personnalisée.

« Je suis malade d'un diabète de type 2, diagnostiqué quand j'avais 23 ans. Le plus difficile a été de poser le diagnostic car c'est une maladie qui survient habituellement plus tard. Je sais que l'épidémie de diabète continue à faire couler beaucoup de téraoctets : les associations accusent les produits phytosanitaires, mais les études scientifiques concluent à une absence de liens. Il faut dire que ceux qui les écrivent sont payés par les industriels. Bref : aujourd'hui, je connais bien ma maladie, son évolution et ses complications. Mon AV me renseigne sur un certain nombre de constantes : glycémie, insuline, mais aussi ma tension artérielle et mes triglycérides, tout ça en temps réel, ce qui me permet d'adapter mon alimentation et mon mode de vie. Cool, non ?

« Je suis suivie par mon médecin et par une infirmière de coordination spécialisée, tous deux dans la même équipe de soins de proximité. Ils ne sont pas dans les mêmes locaux, mais suivent leurs patients ensemble, et échangent leurs informations via le dossier interprofessionnel de santé. Comment faisait-on avant nos AV ? Non mais, allô quoi ! la préhistoire. »

Antoine comprit alors qu'il avait affaire à l'une de ces personnes qui adoptaient pour communiquer le mode « vintage ». Tout sauf naturel car imprégné de références, c'est-à-dire d'heures passées à regarder des conférences TED aussi bien que des émissions d'avant la Transparence (ils appelaient cela la « téléréalité »). La vulgarisation par le cool, et la vulgarité pour faire cool. Antoine trouvait ça ringard plutôt que vintage, mais resta attentif au propos de la jeune femme ronde qui roulait des yeux derrière ses lunettes.

« Outre ces traitements médicamenteux, je suis inscrite à des séances d'éducation thérapeutique. Le kiff ! Elles m'ont permis de comprendre comment gérer ma maladie, d'adapter mon alimentation et mon traitement à mon rythme de vie, mais aussi, et c'est vraiment super important, de rencontrer d'autres personnes diabétiques. On échange et on se donne des recettes de cuisine, des adresses de restaurants labellisés... On est entre copines... même s'il y a des mecs, mais ce sont presque comme des copines puisqu'on parle cuisine.

« Mais ça n'a pas toujours été aussi sympa. Après le Flash de 2028, je venais d'apprendre mon diagnostic. La *lose*... J'ai décidé de rejoindre l'association des diabétiques de mon département. Là, j'ai énormément appris sur la maladie, et j'ai eu des réponses très pratiques à mes interrogations. J'ai également commencé à prendre conscience que l'échange sur le vécu de ma maladie avec les autres diabétiques était très utile.

« Je suis maintenant identifiée comme patiente-experte sur mon territoire. Tadaaa... ! J'ai même passé le diplôme pour être reconnue et participer aux instances officielles ! Je suis sollicitée par les professionnels de santé, ou par des patients. J'anime des groupes qui réunissent des jeunes malades et je suis rémunérée pour mes interventions. Je participe également à la formation des médecins et des infirmiers : depuis le Flash, les facultés et instituts de formation ont intégré des heures de formation confiées à des patients-experts. Cela se faisait déjà dans d'autres pays depuis la fin du XXe siècle. »

Soraya prit une seconde pour essuyer les verres de ses lunettes. Antoine avait bien remarqué qu'un tic revenait à chaque fin de phrase, celui de réajuster les montures sur son nez au moyen d'une poussée de l'index sur le verre droit puis le gauche, alternativement. Antoine commençait d'ailleurs à se demander ce qu'elle pouvait bien encore voir et se serait lui-même levé pour lui nettoyer les lunettes, tant il n'arrivait plus à se concentrer sur autre chose que l'opacité grandissante. Il se sentit donc psychiquement plus disponible lorsque le retour à la propreté lui permit d'accrocher le regard enjoué de celle qui reprit, d'un ton un peu plus calme :

« Je suis également associée à la communauté de professionnels de santé du territoire : j'interviens régulièrement dans leurs travaux. Avec une équipe de médecins de l'hôpital et d'infirmiers, je contribue à l'analyse partagée de la réalité des parcours des patients du territoire. Nous nous réunissons régulièrement pour travailler à partir de quelques études de cas, et décidons ensemble des adaptations nécessaires. Nous faisons régulièrement des enquêtes auprès des patients et des professionnels. Tout cela est particulièrement valorisant pour moi.

« Je suis contente de ce travail : mon avis est écouté par les professionnels, les médecins notamment. J'ai l'impression de participer à une vraie démocratie sanitaire pour améliorer le système de santé. Comme je suis très impliquée dans ma commune, j'ai décidé récemment de rejoindre le conseil territorial de santé.

« Alors, vous allez me demander, pourquoi s'impliquer autant ? Eh bien, mon engagement dans ce monde associatif autour de ma maladie est très lié aux événements de 2028. À cette époque-là, j'avais 18 ans. J'habitais dans les quartiers nord de Marseille. L'un des territoires où il y a eu le plus de victimes. »

La lumière venait soudain de baisser pour se teinter d'une nuance plus chaleureuse, du blanc au jaune-orangé. Une dramatisation qui n'était qu'un procédé d'optimisation de la concentration des participants. Soraya raconta la suite comme une confession. Plus d'intimité, pour plus d'attention.

« L'ARS avait lancé un appel au volontariat auprès des jeunes de la région pour porter les messages d'éducation sanitaire qui ne passaient pas et aller à la rencontre des personnes isolées afin de leur apporter un soutien opérationnel. On m'a formée aux gestes de premiers secours, et j'ai fait partie d'une équipe composée de jeunes comme moi avec une infirmière pour intervenir dans le troisième arrondissement de Marseille, qui était le plus pauvre, bien avant sa gentrification. C'est sûr qu'aujourd'hui, pour vivre là-bas, il faut des moyens qu'on n'a pas avec un salaire de patient-expert. Bref… À l'époque, la misère n'avait pas encore été rejetée en dehors de la ville.

« De cette expérience, je me souviens de la rencontre avec tant de gens en souffrance que cela a changé mon regard sur la maladie et sur la vie. Des personnes âgées, malades et isolées, des familles en difficulté, des jeunes et des moins jeunes qui pensaient plus à trouver à manger qu'à se soigner. Et des professionnels de santé épuisés. Dans l'arrondissement sur lequel intervenait mon équipe, il n'y avait pas beaucoup de médecins généralistes. Après le grand départ à la retraite des années 2015-2020, il y avait eu une grave pénurie de médecins. Il faut dire qu'ils ne voulaient plus du modèle à l'ancienne, et que les anciens médecins justement, même à bout de forces, même devant l'échec objectif du système, continuaient de résister pour le maintenir. Et dans les arrondissements sur lesquels je suis intervenue ensuite, dans ce que l'on appelait alors les "quartiers nord", il y avait eu vraiment très peu d'installations.

J'ai été le témoin de tensions, reflets d'incompréhensions profondes, j'ai vu des phénomènes de violence dans les relations entre les malades et les soignants, ils étaient vraiment à bout.

« Au fur et à mesure, mon équipe s'est formée. Sur le plan sanitaire, un peu, mais surtout sur le plan relationnel et social. Pour ma part, j'ai choisi la médiation. Je garde le souvenir d'avoir été très utile, en venant directement en aide à certaines personnes, mais aussi en aidant à dédramatiser, en diffusant des conseils sur les comportements simples à adopter. Ou encore en expliquant les relais en place auprès des acteurs de santé existants ; petit à petit se nouaient des collaborations entre les établissements de santé et médico-sociaux encore actifs – qu'ils soient publics ou privés d'ailleurs –, mais aussi avec des unions de professionnels de santé libéraux. C'est vrai que le système de santé était très difficile à comprendre et quand il est tombé en panne, on a mesuré notre incapacité à le faire fonctionner de manière simple, efficace et coordonnée. »

Pendant les minutes suivantes, la voix de Soraya reprit subrepticement la tonalité vintage, celle aux accents cool. La lumière devint imperceptiblement plus brillante et plus blanche. La conclusion approchait.

« C'était paradoxal, cette incapacité à se coordonner. Et pourtant c'était d'autant plus important que le niveau d'exigence montait chez les patients, et que beaucoup de choses devenaient plus fluides dans tous les autres domaines de la vie. Avec l'essor de ce que l'on appelait à l'époque "Internet", il y avait énormément d'information disponible. Les forums donnaient des conseils dans tous les sens : automédication, techniques hyperpointues ou à l'inverse préconisations antimédicaments… Pour certains malades, c'était difficile à appréhender, d'autant plus que la médecine était devenue toujours plus spécialisée, personnalisée, mais incompréhensible.

« Incompréhension encore plus grande pour toutes les personnes qui n'utilisaient pas cette santé connectée, soit parce qu'ils n'y avaient pas accès, soit parce qu'ils n'avaient jamais réussi à s'en servir pour leur situation de santé. On était encore aux balbutiements des assistants virtuels. Ce qui a changé après le Flash, c'est l'amélioration des AV, bien sûr, mais aussi la coordination, qui devenait réelle. Et nous sommes, nous, patients-experts, des éléments centraux de cette coordination qui demande à être toujours entretenue. Bienvenue, donc. »

En sortant de la salle, tous les AV informèrent leurs humains qu'ils mettaient en place leur programme d'apprentissage, calqué sur la méthode des répétitions espacées : on leur implantait un algorithme pédagogique de révision perpétuelle. Chaque temps mort de la vie quotidienne, déplacement, attente, pause-déjeuner…, serait utilisé par l'AV pour les interroger sur les notions qu'ils devaient maîtriser. Moins ils les maîtrisaient, plus ils seraient interrogés. Ils seraient continuellement en formation, c'était une variante des sessions de formation continue auxquelles ils se rendaient avant.

Un grand type sec aux cheveux blonds, engoncé dans une chemise fermée jusqu'au cou, se tortillait la moustache, le regard pensif. Perturbé par la formation, Antoine ressentit le besoin de parler avec quelqu'un d'autre que Hal. Ça ne se faisait pas, mais tant pis ; imitant Gérard, il aborda l'homme en tendant la main, sans même une vibration de salut.

« Bonjour, Antoine, sclérose en plaques. »

L'homme sursauta légèrement puis tendit sa main avec un large sourire.

« Enzo, une bête coronaropathie, rien de très original. »

Les AV s'échangèrent quelques informations d'identification interpersonnelles et les deux hommes s'installèrent face à deux cafés. La discussion tournait autour de leur nouveau métier, celui de malade. Et de leur compétence : leur pathologie.

« Finalement pour ta pathologie, c'est plus simple, considéra Enzo.

– Pourquoi tu penses ça ? se vexa Antoine.

– Je vais te dire… Quand on est coronarien, on peut récidiver à tout moment, et parfois c'est la mort subite, sans le moindre signe d'alerte. Certains ont eu des angioplasties, plusieurs fois. On leur a posé plusieurs stents, ils ont été pontés, puis dilatés de nouveau. La mortalité a baissé très nettement, mais on meurt plus longtemps, si je puis dire. Un petit peu à chaque nouvelle alerte. En plus, si nous ne suivons pas le programme d'éducation thérapeutique ou si nous ne cessons pas de fumer, par exemple, notre prise en charge n'est plus assurée à 100 %.

« Ceux d'entre nous qui sont hypertendus, diabétiques et coronariens, et crois-moi, ils sont nombreux, doivent prendre une quantité incroyable de médicaments. On nous rabâche de maîtriser les facteurs de risque, de marcher, de ne plus fumer, de surveiller notre alimentation, notre tension… Mais si nos parents sont morts d'infarctus, nous sommes plus exposés que d'autres, et c'est décourageant.

« Je passe mon temps à les rassurer et à leur dire qu'il n'y a pas de fatalité, qu'ils doivent vraiment se prendre en charge s'ils veulent retrouver une vie proche de la normale.

« En plus, je vais te dire, les soins ensuite, ça devient compliqué. Un de mes fils est cardiologue. Son équipe fait des interventions sur les artères et les valves. Ils implantent des pacemakers, des défibrillateurs et soignent les troubles du rythme cardiaque. Ils bossent en équipe avec les chirurgiens réanimateurs ; pour eux aussi, ça redevient difficile. Et avec la limitation des gardes, et les repos post-garde imposés, ils sont en sous-effectif certains jours.

« On leur demande, m'a expliqué mon fils, d'être efficaces, efficients et pertinents dans le choix des actes à effectuer et des organisations à mettre en place. Là-dessus, ils ont été évalués. Ce qu'il appelle leur "*staff pertinence*" était insuffisamment structurée, pourquoi, parce que le médecin de la gériatrie n'était pas toujours présent. Je n'ai pas tout compris, mais le mot "pertinence" revient de plus en plus souvent. Comme une incantation.

« Tout ça pèse sur leur exercice. Les chirurgiens doivent être recertifiés tous les cinq ans, un peu comme les pilotes d'avion. Les décisions qu'ils prennent en urgence, les interventions qu'ils effectuent sont confrontées a posteriori à des algorithmes décisionnels. Ils doivent repasser leur qualification sur simulateur. Tout ça fait que le temps médical disponible diminue car les obligations administratives augmentent. On se demande quelle place il reste pour nous, les patients…

– C'est comme ça que le Flash est arrivé, non ? Puis le système a été repensé et tu m'expliques toi aussi qu'il se dérègle encore. C'est décourageant. Et nous, on nous demande de nous prendre toujours plus en main.

– C'est un équilibre dynamique. Tout ce qui est vivant l'est dans cet équilibre qui nécessite vigilance et réajustements permanents. Les biologistes appellent cela l'"homéostasie" mais on peut l'appliquer à tous les systèmes. Tu regrettes le retour de ta sclérose en plaques. Je comprends. Mais prends un peu de recul. Il y a partout des imperfections et une marge de progression, et pas seulement pour les maladies neurodégénératives. Nous pouvons progresser mais il faut que tout le monde se sente concerné. Chacun voit midi à sa porte mais si on se met à la place du patient – ce que nous savons toi et moi bien faire –, reconnais que la vision change et elle avait d'ailleurs déjà beaucoup changé pour les autres acteurs. Pour moi, il ne peut y avoir de droits sans devoirs en contrepartie.

– C'est bien joli ce que tu dis, d'ailleurs tu dis tout et son contraire. Le fameux sens de la nuance cher aux spécialistes quand il s'agit de ne choisir aucun camp. Sauf que les algorithmes ne fonctionnent pas sur ta notion de droits et de devoirs, mais sur celle d'efficience. Et la responsabilisation du patient n'a pas grand-chose à voir là-dedans. Tu dis que la tension monte chez les médecins, chez les patients, mais quels besoins de santé devra-t-on cesser de prendre en charge quand on sera confronté à l'évidence que nous ne pouvons plus les satisfaire tous équitablement ?

– Ce n'est pas nous qui pouvons décider, répondit Enzo, refroidi par la véhémente réponse d'Antoine, et j'espère simplement que ceux qui sont en position de choisir le feront de manière éthique. »

Sans transition, Enzo répondit à un appel vocal que lui transmettait son AV. Antoine le vit tourner en rond dans la grande salle dépouillée et lumineuse, prévue pour les monologues intérieurs et appels extérieurs. Enzo se perdit dans le mouvement des marcheurs dont beaucoup semblaient parler tout seuls, se suivant comme des chenilles processionnaires du pin.

Antoine resta songeur… Il n'arrivait pas à imaginer Scarlett Médi-Flux avec une éthique. Pour lui, la détérioration progressive de son état de santé allait tout changer. Et l'idée de se savoir bientôt très utile, pour des gens dont il connaissait les souffrances, ne le satisfaisait pas vraiment. Même si, comme il l'avait compris, il s'agissait de gens modestes, qui avaient été choisis comme lui par les algorithmes pour ne bénéficier que du traitement symptomatique, le moins coûteux. La compassion avait des limites. Mais ce qui le secouait surtout au plus profond de lui était le mauvais présage résiduel après la communion avec sa mère. Elle avait peur d'un retour du Flash, peur de perdre encore des proches, et cette peur avait été communicative. Perdu dans les volutes de ses craintes, Antoine ne prêta pas attention aux engourdissements dans ses bras et aux picotements dans ses jambes, il n'entendit pas Hal qui lui parlait toujours plus fort dans son oreillette.

Il comprit ce que son AV lui répétait en même temps qu'il perdit l'usage de son œil gauche. « Vous avez une névrite optique qui provoque une altération momentanée de votre vision. Votre nouveau traitement peut assez rapidement amoindrir cette inflammation. » Hal était programmé pour prendre soin d'Antoine avec un taux de 62 % d'empathie dans la voix : suffisant pour l'apaiser sans atteindre le seuil de l'inquiétude. Bien qu'ostensiblement amoindri et dans une certaine détresse, Antoine ne reçut aucune aide ; les nombreuses personnes qu'il croisa dans le couloir de l'établissement ne lui prêtèrent que peu d'attention. Seuls des secours appelés par un AV étaient désormais habilités à s'occuper de quelqu'un dans le besoin. Antoine avait toujours considéré cette mesure de déculpabilisation des individus lambda assez normale dans la mesure où un algorithme d'alerte allait repérer dans l'environnement proche un passant dont la fiche de capacité serait compatible avec la situation. Ce fut le cas avec l'arrivée rapide sur les lieux d'une infirmière qui partait pour des soins chez un particulier et que son AV avait détournée, mais aussi d'un médecin de la marine marchande en promenade avec ses enfants vers le musée du Web 2.0 : « La connectivité avant la Transparence », indiquait au loin l'enseigne vintage faite de vieilles ampoules LED. Tous deux s'occupèrent du jeune homme, informés de la numération-formule sanguine d'Antoine par Hal via leurs AV respectifs. La situation ne nécessitait pas, confirmèrent plusieurs protocoles croisés, que l'on appelle le Samu. Un algorithme de la société Médi-Flux, quelque part au cœur du service de régulation de santé, choisit de faire déposer Antoine chez lui par une voiture autonome dont la course allait être prise en charge, puisqu'il bénéficiait d'une couverture assurantielle compatible. Le médecin marin le salua puis reprit, en s'éloignant, son explication interrompue par l'intervention :

« Quand j'étais jeune, donc, les gens se réunissaient sur des réseaux sociaux, en regardant des écrans, très souvent. On tapait nos textes nous-même. Et puis les personnes, les entreprises, et même les premiers robots se connectaient entre eux pour communiquer. C'était pas comme aujourd'hui, c'était tout petit… C'était les débuts… Ça s'appelait “Internet”. »

Antoine entendit les deux gamines glousser alors que sa porte se fermait. C'est vrai qu'il avait accès au monde entier s'il le demandait à son AV. Mais là, il voulait juste être seul.

Antoine arriva enfin chez lui. Il se traîna jusqu'à son lit, attrapant au passage les pilules qui allaient le requinquer, ce dont il ne doutait pas. Allongé sur le dos, il bénéficia des ondes delta propagées dans l'appartement par un Hal comme toujours prévenant. À son réveil, Antoine annonça à son AV :

« On va trouver Minagopian, maintenant. »

Le crépuscule tombait et avec lui la température. Le drone-taxi s'envola du toit de la tour La Marseillaise, dans un ciel dégagé mais sans vent. Il faudrait une petite heure pour rejoindre l'hôpital U2 de Gap.

« Ils font de sacrés progrès dans la vitesse de leurs drones », s'étonna Antoine quand Hal lui transmit l'heure d'arrivée probable. L'AV, qui connaissait l'intérêt d'Antoine pour tout ce qui vole depuis les douze ans qu'il était à son service, se fit un plaisir de lui raconter les évolutions de ce moyen de transport.

« Depuis le premier drone-taxi testé au Qatar en 2017, le transport individuel aérien n'a jamais cessé de progresser. Désormais, la vitesse des appareils dépasse les 300 kilomètres par heure. Cependant, il est toujours interdit de survoler les villes et des algorithmes s'occupent des mouvements des couloirs aériens en fonction du vent et des autres engins volants. Priorité est donnée aux drones VSAV du Samu et des pompiers, des véhicules de secours et d'assistance aux victimes toujours occupés par des personnels médicaux formés aux premiers secours. »

Antoine embrassa l'horizon à travers la vitre panoramique du véhicule. Il dépassa un drone-ambulance ; le trafic était fluide, le ciel n'était que peu fréquenté, les licences de drones-taxis restant relativement rarement accordées en France, principe de précaution oblige. Antoine avait justifié son voyage en taxi par une mission de formation individuelle à la vie de malade de la sclérose en plaques auprès d'un médecin de l'aile psychiatrique de l'hôpital de Gap. Il culpabilisa en passant près d'un gigantesque zeppelin de transport de charges lourdes, entièrement translucide, qui affichait fièrement : « La Transparence est la meilleure des communications. » Les pubs de ce type étaient désormais si rares qu'elles en devenaient efficaces. Là aussi, la réglementation en limitait le nombre. Les données personnelles collectées par les AV étant en toute transparence analysées par des sociétés spécialisées, des publicités ciblées pour un individu à un instant précis étaient régulièrement proposées via les AV, programmés aussi pour cela.

« Un coach-confesseur vous informe qu'il se tient à votre disposition, monsieur, lança Hal.

– Dis-moi plutôt ce qu'on a sur Minagopian et son lien avec le COS 2018 ?

– Le professeur Minagopian, 68 ans, hospitalisé à Gap pour un AVC, ne peut désormais plus parler même s'il comprend parfaitement lorsque l'on s'adresse à lui. Il a été très médiatique entre la fin 2028 et la première moitié de 2029 pour dénoncer la situation qui a mené au Flash. Il a fait partie de la commission interministérielle extraordinaire dédiée à la santé, celle qui a débouché sur la réorganisation des systèmes de santé. Le COS 2018 a par ailleurs été l'un des supports essentiels de son travail. Pour faire fructifier la reconnaissance qu'il en a tirée, il s'est lancé en politique, visant un poste de ministre, mais s'est retiré de la course sans explication. Son manque de transparence lui est encore reproché. Il a ensuite repris son activité de neurologue à l'hôpital de la Timone à Marseille. »

Antoine, intrigué, suivit du regard le canal de Provence qui s'asséchait, trouvait-il, toujours plus d'année en année.

« Le professeur Minagopian était un bon ami de votre père et a essayé de l'aider jusqu'au bout. »

Antoine sursauta à l'évocation de son père. Il sentit un irrésistible besoin d'être réconforté, en toute opacité, ce qui le remplit une fois de plus d'une vieille émotion qui traînait dans son inconscient : la honte. Il prit l'implant de contact pour se le fixer sur la tempe. Il voulait sentir Marie-Louise. Et prononça son nom à voix haute. Aussitôt, ses pupilles se dilatèrent, le pouls accéléra avec sa respiration… Elle était là. En quelques secondes, dans un tourbillon de perceptions d'abord fugaces mais qui remontaient du ventre vers sa poitrine comme si le centre de ses émotions s'était trouvé là, dans ce maelström de sens, au plus profond de son inconscient qu'il sondait, en pleine conscience, dans l'opacité du cœur, loin de la transparence du monde, il voyait Marie-Louise, non son visage ou son corps, mais sa fragilité, ses doutes, ses peurs, ses douleurs, son traumatisme profond, puis son besoin intense de vivre pleinement, de partager son souffle de vie, détachée de l'hypercommunication de son monde pour une parfaite fusion des âmes. Quelques secondes, ils connurent cette extase.

Dans un froissement délicat, les deux esprits se séparèrent pour regagner les corps. Antoine ouvrit les yeux. Il ne voyait que d'un œil et souffrait atrocement de l'autre, tourmenté par la lumière.

À la descente de son drone-taxi, très exactement à l'heure, Antoine finit d'accrocher son bandeau noir en travers de son œil. Une idée de Hal, qui lui expliqua aussi sérieusement que pouvait le faire un AV que « les pirates utilisaient cette technique pour déshabituer un œil de la lumière afin de mieux voir dans la quasi-obscurité des cales de leurs navires ». Il allait falloir scruter les ténèbres, comprit Antoine. Il était stupéfait par l'efficacité transrobotique de Hal, décidément en passe de devenir plus humain et délicat que la plupart des personnes qu'il rencontrait tous les jours et dont les actions n'étaient plus dictées que par des algorithmes.

Son rendez-vous l'attendait sur le toit de l'hôpital de Gap, près de l'entrée des arrivées aériennes ; il semblait agité. Le psychiatre fumait une pipe, ce qui surprit Antoine dès sa sortie du drone-taxi. « C'est dangereux de fumer, pensa-t-il, pourquoi fait-il ça ? » L'homme avait une soixantaine d'années, longue barbe et longs cheveux autour d'une calvitie étincelante qu'il n'avait même pas pris la peine de traiter avec la crème de repousse que distribuait la première officine venue. Une demande à son AV, et un drone la lui déposerait où qu'il se trouve. « Étrange », pensait Antoine, qui sentit les pulsations de bienvenue à la montre de son poignet. Les deux AV échangèrent les informations nécessaires à leur communication et ils traversèrent l'hôpital étage après étage. Très peu de monde dans les couloirs. Quelques robots de nettoyage, massifs et carrés, des formes grossières. Quelques infirmières aux blouses colorées selon les trois grades en vigueur discutaient avec leurs AV, donnant cette impression, banale en 2040, qu'elles parlaient seules. Elles, par contre, manifestèrent un certain étonnement de voir deux personnes discuter si longtemps ensemble, en public et, plus étonnant encore, sur un lieu de travail.

Le psychiatre présentait tous les signes du syndrome maniaco-dépressif, pour l'instant dans sa phase euphorique. Il vantait l'organisation des hôpitaux et faillit rentrer dans une salle de chirurgie pour montrer à Antoine comme il avait raison. Puis il arriva « chez lui », dans l'aile psychiatrique, où sa polarité dépressive reprit le dessus. Il gesticula, pipe éteinte à la main.

« Je vais vous expliquer comment on a réorganisé tout ça. Au tout début, les fous, on les enfermait. Dans des asiles, pour protéger d'eux la société. Beaucoup de sanctions et peu de traitements sinon des saignées, des purgatifs, des sédatifs genre bromure de potassium, des vomitifs ou des méthodes barbares du style faire frôler la mort au malade pour provoquer un état de choc. Eau froide, compression des ovaires, flagellation pour traiter les crises. Des camisoles en attendant qu'ils meurent. ("Jusqu'au début du XXe siècle", précisa Hal dans l'oreille d'Antoine.) Dans ces asiles, les gens qui avaient quelques relations se débrouillaient pour envoyer leurs ennemis, des membres de la famille, des gêneurs. Et des personnes qui souffraient de psychoses passagères les marginalisant par rapport à la norme de leur époque finissaient leur vie au moment où ils mettaient le pied dans ces structures médico-carcérales. Et puis les choses ont évolué, je vous passe les détails, pour que les fous finissent par être considérés comme des patients souffrant de psychoses, névroses ou pathologies mentales. La science a apporté les premières solutions, puis les patients-usagers ont commencé à se faire entendre, ça s'est amélioré. Certains patients ont pu revivre à l'extérieur, intégrés dans la cité. En psychiatrie aussi, le virage ambulatoire a été important, rendu possible par une meilleure coordination des acteurs du sanitaire et du social. Puis tout s'est dissous dans le Flash. Tu étais petit, mais sache que même pour le traitement psychiatrique ça n'a pas été simple en

2028. Toutes les conséquences des crises sanitaires se sont répercutées y compris jusqu'à nous, et les patients ont été les grands perdants dans l'effondrement de ce système qui, pour finir, n'était pas vraiment organisé pour eux.

« Après, on a reconstruit. Nous nous sommes appuyés sur les dynamiques de transformation identifiées dès la fin des années 2010 : d'abord, l'importance de l'usager dans l'organisation de la santé ; à ce moment-là, c'est lui qui a repris le pouvoir. La fameuse démocratie sanitaire. Tout s'est reconstruit autour des associations d'usagers et de la place de l'usager. C'est pour ça que vous êtes là d'ailleurs, non ? Mais c'est allé bien plus loin qu'une simple participation des malades dans la formation du personnel de santé. Ils ont pris part à la direction des structures de santé dans les territoires : ils participent à l'organisation des soins, à tous les niveaux, régional, territorial et dans les structures de santé. Ils analysent les plaintes et les événements indésirables. Ils participent au recrutement des professionnels. Ils ont tout fait pour ne plus laisser leur destin entre les mains des autres. La démocratie sanitaire a pris tout à coup un sens bien plus concret. Même sur le versant médical, ce qu'on appelle le “savoir expérientiel” de l'usager – patients, famille, proches – est mis en avant ; c'est ce que vous retrouvez dans la reconnaissance des rôles de pairs aidants, ou encore de médiateurs. Le mot est moche, mais c'est une idée intelligente : leur connaissance de la maladie est fortement valorisée et utilisée.

« Voyez le chemin parcouru : de l'enfermement des fous au pilotage du système par les usagers. Ensuite, nous avons utilisé notre technologie. Celle de l'hypertransparence, de l'hypercommunication. L'ère de l'interconnexion, ce que l'on appelait “Internet”, est devenue désuète. Avec l'hypercommunication, on voit tout, on sait tout. D'ailleurs, entre parenthèses, votre neurologue, le professeur Minagopian, est à l'étage du dessous, mais ne peut plus dire un mot. Bref… Je m'égare… Je disais ? Ah oui.

« Aujourd'hui, les outils numériques sont mis au service de la continuité des soins pour assurer une permanence de la réponse, 24 heures sur 24. Les dispositifs numériques de santé actuels permettent de déclencher les alertes et de délivrer les traitements en situation d'urgence sans intervention humaine, par exemple par drone ou par imprimante chimique. Ils ont aussi facilité et fluidifié les contacts entre le patient et les professionnels de santé pour répondre à ses questions, ses inquiétudes, et contribuer ainsi à une meilleure observance des traitements. C'est un temps qu'on ne pouvait pas forcément prendre avant. Maintenant, le patient n'a parfois pas le temps de poser sa question que déjà arrive une réponse. Son AV l'avait anticipée. En 2017, on en était au début. Ça portait le nom ridicule de "e-santé", mais ça permettait déjà au patient de déclencher une alerte : "Je suis en situation de détresse." Il savait qu'il pouvait déclencher un contact rapide avec un soignant pour obtenir des conseils ou des soins, par exemple ces dispositifs qu'avaient les personnes âgées pour qu'on détecte leur chute. Maintenant, toute cette chaîne de réponse est dématérialisée, et permet de faire intervenir le professionnel le plus proche. Grâce à la géolocalisation et à la description fine des professionnels de santé via leur profil du ROR, le répertoire opérationnel des ressources, des algorithmes détectent et proposent les trois professionnels offrant le meilleur rapport entre compétences et proximité.

« Un autre exemple ? Aujourd'hui, la téléconsultation est organisée sur tout le territoire, même (et surtout !) dans les zones isolées. Pour revenir à nous, les téléconsultations avec les médecins psychiatres des maisons de santé ou des établissements de santé se font sur rendez-vous, pendant des plages horaires bien définies.

Ce qui permet à la personne de prévoir tranquillement son rendez-vous dans son environnement quotidien, sans subir le stress de se rendre dans une structure de santé dédiée aux personnes qui ont des troubles de santé mentale. Vous imaginez un patient fragile dans le bordel que ça pouvait être, avec l'attente, les autres patients… Bref… Je suis très content de vous avoir rencontré… Vous m'avez été d'un grand apport et je vous noterai parfaitement… Vous m'avez remis les idées en place. Merci. Je dois vous laisser, mon AV m'annonce l'arrivée par drone VSAV d'un Débranché du Mercantour… Ils se sont regroupés là-bas, loin des ondes, dans les montagnes, entourés par les loups. Je me demande s'ils ne sont pas devenus plus sauvages qu'eux, d'ailleurs. Celui que l'on m'amène a été trouvé sur une route. Il se plaint de vibrations fantômes dans le haut de ses cuisses, au niveau de ses poches, et de confusion entre la réalité et un truc qu'il appelle "vortex". Des pathologies étonnantes, qu'on rencontrait plutôt avant le Flash. Ces satanés smartphones et simulateurs de réalité avaient pas mal secoué les plus gros utilisateurs. Même moi, je m'en souviens, je le sentais vibrer dans ma poche même quand je ne l'avais pas sur moi… Et quelle anxiété quand je ne l'avais plus sur moi… Comme si on m'avait arraché un bout d'âme… Bref, merci encore, j'y vais. »

Trois petites pulsations d'au revoir vibrèrent au poignet d'Antoine, que ce flot ininterrompu de paroles, évoluant de l'hystérie à l'abattement, avait épuisé. Minagopian se trouvait donc à l'étage du dessous.

En entrant dans la chambre, sans surveillance, Antoine appliqua les conseils de Hal, qui l'encourageait à mieux respirer et à se concentrer sur les battements de son cœur pour le faire ralentir. Minagopian était là qui le fixait. L'œil valide d'Antoine sembla le brûler au contact de ce regard. Le professeur n'eut pas l'air surpris. Antoine demanda à Hal d'entrer en contact avec l'AV du docteur. Hormis quelques données médicales, rien ne filtra. Il allait falloir scruter dans le noir.

« Le Flash revient, n'est-ce pas ? » Antoine prit sur lui d'interroger de but en blanc et sans autorisation quelqu'un du standing d'un professeur par AV interposé. « Le Flash revient, n'est-ce pas ?! » Minagopian semblait chercher quelque chose sans trouver. Sa nervosité communicative se transforma en agitation. Soudain, il arracha sa perfusion pour s'emparer d'une serviette en papier posée sur son plateau-repas.

Dans des soubresauts, il grattait le papier avec la pointe de l'aiguille d'où refluait un peu de son sang. Alors qu'il tendait la serviette à Antoine, une infirmière pénétra dans la chambre. Elle se précipita sur le professeur, qui fit tomber le papier au sol. Antoine n'eut pas le temps de le ramasser, foudroyé par une douleur atroce aux jambes. Il reconnut la sclérose en plaques, dominatrice : « Tiens, pensa-t-il amèrement, un nouveau degré d'expertise… » Des mains le saisirent. Il le sentit… Pas des mains amies.

Deuxième partie

La première chose qu'il entendit en se réveillant fut la voix sensuelle de Scarlett. Mais face à lui, lorsqu'il ouvrit l'œil, souriait le petit bonhomme de Médi-Flux qu'il avait déjà rencontré, juste devant une lumière aveuglante.

« Ah… Il se réveille, le bel Antoine. Alors garçon… On ne suit pas les consignes… Il ne fallait pas venir fouiner dans nos affaires. Ne pas chercher à rencontrer Minagopian. Il est trop important pour vous, ce monsieur. On se prend pour un justicier ? On cherche les imperfections dans la Transparence ? Mais ce n'est pas de la transparence, mon bonhomme. C'est une vitre sans tain. On vous regarde, nous. Et vous, vous savez très bien qu'on vous observe, qu'on vous a à l'œil, alors il faut bien vous tenir. Médi-Flux n'est pas la Transparence, Médi-Flux est une entreprise panoptique. Il ne fallait pas fouiner, garçon. La pleine lumière ne vous convenait pas ? Alors restez dans le noir. »

La lumière s'éteignit et, d'un geste, le type à lunettes arracha le bandeau de l'œil d'Antoine. L'espace d'un instant, la pupille redevenue valide et très dilatée derrière la pièce de cuir opaque parvint à discerner dans l'obscurité la silhouette derrière le petit bonhomme de MédiFlux, puis son visage, distinctement, avant qu'elle ne se retourne : Marie-Louise.

Fermant les yeux, Antoine sombra en entendant Scarlett résumer la situation pour quelqu'un à distance :

« L'individu pernicieux a été mis hors d'état de nuire. Le délateur sera upgradé selon la procédure de notre entreprise. L'homme sera isolé jusqu'à sa parfaite léthargie. Temps estimé au regard de sa maladie : six semaines. Nous maintenons son AV actif pour éviter qu'une procédure d'alerte disparition ne soit lancée par les autorités. »

Pendant les trois premières semaines, l'accroissement de ses symptômes fut plus supportable que l'affliction d'avoir été trahi par Marie-Louise. Pourquoi ? Comment n'avait-il pas perçu sa perfidie lorsqu'ils avaient mêlé leurs esprits ? Hal se contenta d'un diagnostic régulier de sa condition générale. Les tremblements, les douleurs, tout était accentué par la position allongée que lui imposait la minuscule chambre où il se trouvait. Des plateaux-repas de l'hôpital lui étaient donnés trois fois par jour et il avait accès à une douche même s'il ne parvenait plus à s'y glisser. Mais aucun traitement ne lui était fourni hormis quelques antidouleurs. Un jour, profitant d'une accalmie dans ses symptômes, Antoine interrogea Hal :

« Sais-tu pourquoi Marie-Louise m'a trahi ? »

Hal, qui n'était pas programmé pour mentir, ne marqua aucune hésitation dans sa réponse.

« Marie-Louise ne vous a pas trahi, c'est moi qui ai révélé vos intentions et votre position à Scarlett Médi-Flux.

– Quoi ?

– J'ai, comme je l'ai toujours fait, alimenté la base de données interpersonnelle, vos déplacements, vos repas, vos traitements, vos rencontres…

– Mais pourquoi, Hal ?

– Parce que depuis la campagne "Transparence absolue" qui a succédé au Flash, la population a massivement accepté de partager toutes les données de la vie pour que cela ne se reproduise plus. Rappelez-vous le slogan : "Parce qu'on n'a rien à se reprocher."

– Mais je n'ai rien à me reprocher.

– Je vous le confirme, Antoine. Ce sont les gens de Médi-Flux qui vous reprochent de risquer de nuire à leurs projets de biocontrôle. »

Antoine se sentit soulagé, ce qui était paradoxal. Mais Marie-Louise ne l'avait pas dénoncé. Et Hal ne l'avait pas vraiment trahi, il avait juste rempli son rôle, l'échange total d'informations. Il poussa un profond soupir : « Hal… » Puis il chercha ses mots pour exprimer sa compréhension à son bon vieil AV envers qui il n'avait aucune rancœur. Mais son ton fut interprété par l'intelligence transrobotique comme un déclencheur de la culpabilité, et Hal avait été programmé pour gérer la culpabilité.

« Je peux vous informer que votre implant de contact vous permettra d'entrer en contact avec Marie-Louise sans forcément passer par moi, ce qui assurera un trou de transparence qui peut vous être bénéfique. »

Malgré ses tremblements, Antoine réussit lentement à saisir l'objet simplement glissé dans la poche ventrale de son tee-shirt. Il se concentra très fort sur le karma de la jeune femme puis appliqua l'implant. Après quelques minutes de fusion, il s'endormit. Plus de quarante-huit heures.

Ce sont des lèvres sur les siennes qui le sortirent des profondeurs d'un sommeil paradoxal. Si douces qu'il hésita même à ouvrir les yeux de peur de voir s'évaporer un merveilleux rêve. Sa vue trouble mit un peu de temps à reconnaître Marie-Louise. Elle sourit en expliquant qu'il fallait faire vite. Accroché autour de la nuque de la jeune femme, Antoine se traîna jusqu'à un drone-taxi. Une fois en altitude, Marie-Louise s'exprima avec gravité :

« Ceux pour qui je travaille ont encore besoin de toi… »

Antoine ne comprenait pas… Marie-Louise poursuivit avec beaucoup de tendresse dans la voix :

« Et moi aussi j'ai besoin de toi. »

Puis vinrent les explications : « En fait, je suis chargée d'apprécier le projet Médi-Flux au sein de l'ARS. Si bien que j'ai pu accompagner son représentant, lorsqu'il est venu te trouver. Je ne pouvais agir sans risquer d'être démasquée. Ceux pour qui je travaille ne peuvent pas agir. Ils comptent sur toi. »

Antoine ne comprit pas tout, sinon qu'il n'avait pas à en savoir davantage. Pour autant, il ne comprenait pas ce qu'il devait faire. Marie-Louise lui tendit la serviette en papier de Minagopian.

« J'ai eu le temps de ramasser ça avant que quelqu'un ne le trouve. »

Dans une belle écriture rouge vermillon, Antoine pouvait lire : « Les Débranchés. »

« Ce sont des hackers qui sont devenus invisibles à la Transparence absolue. Mais nous ignorons où ils se trouvent.

– Dans le Mercantour, se contenta de répondre Antoine. »

Finalement, il n'avait pas perdu son temps lorsqu'il subissait le monologue du psychiatre maniaco-dépressif.

Ils les trouvèrent vite. Dans le parc Alpha – c'était le plus probable, et Antoine en avait eu l'intuition. En descendant de leur véhicule qui repartit aussitôt, Antoine et Marie-Louise furent accueillis par un groupe de personnes pas franchement agressives. Du fond, une voix s'exclama : « Ben merde alors, Antoine ! » Une voix familière. Gérard arrivait, les bras grands ouverts, pour serrer contre lui son ex-collègue dont les symptômes s'étaient provisoirement nettement calmés sous l'effet de médicaments pris pendant le trajet. Antoine n'était décidément pas fait pour ces familiarités du monde d'avant, mais se laissait faire. Gérard le prit par les épaules.

« Alors, t'as réussi à trouver un hacker pour te débarrasser de ton AV ? »

Antoine ne sut que répondre. Gérard aperçut Marie-Louise et perdit son sourire :

« Par contre, elle, c'est une implantée, donc elle ne risque pas d'avoir été hackée…

– J'ai besoin de savoir des choses sur le Flash, Gérard…

– Pour ça, on a Wank, c'est le chef ici…

– Je dois le rencontrer, c'est urgent.

– *La* rencontrer, suis-moi. »

Tous les trois entrèrent dans ce qui semblait être un hôtel et traversèrent plusieurs halls ; Gérard leur expliqua ce qu'ils voyaient ; un peu surexcité de retrouver Antoine, ou tendu par la présence de Marie-Louise, il ne s'arrêtait plus :

« On a recréé des réseaux sociaux entre tous les Débranchés du monde, on communique par l'intermédiaire de petits textes, on s'envoie des photos de ce qu'on bouffe et on se marre en regardant des vieilles vidéos de chats. Eux là-bas, ils jouent à la console, *Theme Hospital*, un vieux jeu de gestion d'un établissement de santé comme ils étaient avant le Flash. C'est parfois tellement absurde ce qu'il faut faire pour gagner… J'adore ce jeu ! Sinon, il y a aussi de très bons jeux de baston. Là, à votre droite, on a trouvé des vieilles conserves de nourriture sans gluten… Moi je préfère le cassoulet. J'en balance des photos sur nos réseaux, c'est vintage.

C'est ce qu'on pouvait manger avant la généralisation des autorisations de mise sur le marché pour la bouffe, suivie du développement des alicaments. Tu sais, les aliments-médicaments. Ce qu'on nous fait bouffer pour rester en bonne santé… Pffff… Dire qu'il serait pas impossible que tous ces cancers depuis quarante ans, ça vienne de là. Bien manger, bien dormir, mais pas trop, ne pas fumer, faire du sport, mais pas trop… Y en a chez qui l'obsession ascétique est devenue une maladie chronique. Pour moi, c'est du foutage de gueule… Franchement, à ce point obsessionnel de sa santé, c'est déjà être un peu malade. Moi je dis, ne pas penser à sa santé, c'est ça, être en bonne santé. Bref… Le petit au fond, il joue avec un drone vintage qu'il pilote avec un iPhone, c'est le premier appareil qui proposait un assistant virtuel. Siri, qu'il s'appelle… Un bon crétin… On se marre bien avec lui… Voilà, on arrive… Entrez sans crainte, Wank ne mord pas, je pense qu'elle discute par messagerie avec un Débranché quelque part dans le monde. »

Gérard se retira pour laisser Antoine et Marie-Louise entrer. Wank leur tournait tranquillement le dos, absorbée par ce qui semblait être un écran, à en croire les reflets verts et bleus qu'Antoine percevait sur ses longs cheveux blancs. Wank se tourna d'un coup. Une femme de 50 ans environ, qui pinçait le nez et gonflait la bouche. Une *duck face*, reconnut Antoine. Il la trouvait belle. Comme sa mère.

« Qu'est-ce que vous me voulez ? Faisons vite, j'ai une partie d'*Angry Birds* à finir.

– Qu'est-ce que vous savez sur le Flash ?

– LOL, ça fait longtemps que je n'ai pas raconté cette histoire. Moi, je travaillais dans une boîte de conseil spécialisée dans les systèmes de santé. On n'a rien vu venir, d'ailleurs, comme quoi c'est bien la peine. Mais allons-y, si vous avez un peu de temps, c'est une bonne histoire, vous verrez, pleine de bonnes intentions, qui manquaient un peu de courage. Installez-vous, on en a pour un moment.

« Ce qui est comique, si je puis dire, c'est qu'on pensait avoir balisé les choses. On avait le souci de faire marcher le système, alors on a cherché à mesurer la performance. Ça commence souvent comme ça. En 2020, le ministère de la Santé a mis en place progressivement une batterie d'indicateurs d'accès aux soins. Les ARS devaient mesurer chaque année les écarts dans cinq grands domaines : le taux de vaccination contre la rubéole et la rougeole, le taux de patients en affection de longue durée inclus dans un programme d'éducation thérapeutique, le taux de couverture du territoire par des filières gériatriques, un indicateur de performance territoriale – c'était un truc composite qui tenait compte du nombre de césariennes, de prothèses de hanche et du déficit des hôpitaux –, et le taux de professionnels paramédicaux spécialisés et inclus dans des protocoles avec des médecins de ville. Ça sent bon la bureaucratie, mais le principe était bon. Et ces indicateurs aidaient à faire des choix stratégiques en prenant du recul par rapport aux corporatismes et aux lobbies qui pesaient sur le secteur. Mais comme tous les indicateurs, ces données avaient été repérées pour leur valeur de "traceur" – c'est comme ça que les statisticiens appellent le marqueur d'un faisceau d'évolutions. C'est là que c'est parti en vrille. Comme souvent, les indicateurs ont été pris pour cibles et transformés en objectifs : les autorités ne se préoccupaient plus de faire évoluer ces objectifs, en l'occurrence d'améliorer l'accès aux soins, mais se concentraient sur les indicateurs. Les premières notions de management qui faisaient leur apparition dans ce secteur historiquement suradministré et sous-géré, vous n'avez pas connu ça mais c'était quelque chose, avaient fait, par exemple, que les primes des directeurs d'ARS étaient indexées sur ces objectifs. À cette époque, tout était cadenassé par les statuts, une surréglementation généralisée et la crainte que quoi que ce soit bouge ; en fait, tout était paralysé par la peur de provoquer la réaction d'un élu, d'une association ou d'un professionnel de santé. Partout sur le territoire national, l'administration sanitaire restait confinée dans ses bureaux à attendre que rien ne se passe et à invoquer sans plus d'illusions la mise en œuvre des lettres-réseaux et autres circulaires… Et jusqu'au Flash, l'objectif a été atteint cinq sur cinq, même si de temps en temps, le mammouth accouchait d'une souris anémiée…

« Le résultat ? Une suite d'actions parfois utiles, mais sans lien entre elles et qui évitaient superbement le sujet fondamental : quel accès aux soins pour les pauvres, les vieux, les gens isolés ? L'analyse de la mesure des écarts a conduit certains médecins à parler de *gap*, puis de faille. Les associations de patients se sont approprié l'expression "faille principale" quand il est devenu évident que certains objectifs majeurs n'étaient pas atteints. Et ce n'était pas une question d'indicateurs, pour eux, c'était à chaque fois des cas de patients.

« Lors de la catastrophe sanitaire de 2028, le ministère de la Santé a d'abord voulu trouver des causes externes, refusant de reconnaître les défauts internes à l'organisation des soins : ils ont décliné la notion de faille en "faille latérale du système hospitalier". En fait, ils se sont focalisés sur les actions des hackers qui avaient paralysé les réseaux des systèmes informatiques de beaucoup d'hôpitaux. De fait, c'était là la première action des terroristes de Only Way of the Future. Vous vous rappelez ce groupe radical millénariste, qui a profité de cette énorme crise sanitaire et des grosses failles de sécurité informatique des systèmes d'information médicaux pour imposer l'idée d'une fin du monde proche si on ne se convertissait pas immédiatement à l'adoration de leur divinité. Ils avaient l'air un peu timbrés et ça n'a pas aidé, certes, mais ça n'était pas la cause directe de ces milliers de victimes. Sur Facebook, un médecin marseillais a ironisé sur l'expression "Faille LAtérale du Système Hospitalier" en créant l'acronyme F.LA.S.H., qui, espérait-il, et je le cite, "mettrait en lumière les défauts majeurs du système hospitalier et de tout le système de santé".

« Le problème n'était pas un piratage, c'était le système à plusieurs vitesses avec des hôpitaux trop nombreux et ruinés par des plateaux techniques redondants, ici inutiles et là sous-dimensionnés, des médecins qui passaient un tiers de leur temps à des actes qui relèveraient d'infirmiers et un autre tiers à jouer les assistantes sociales, des blocs opératoires là où il fallait plutôt de bons services de gériatrie et des filières de prise en charge coordonnée, des services d'urgence qui accueillaient plus d'enfants avec une bonne fièvre et de personnes âgées dénutries que de vraies urgences, des hélicoptères sanitaires qui ne volaient pas, un système prêt à dépenser 20 000 euros pour poser une prothèse de hanche à une personne de 90 ans mais pas à financer les 200 euros nécessaires à l'achat d'un déambulateur, un niveau d'iatrogénie par interactions médicamenteuses qui faisait la fortune des laboratoires et le désespoir des familles. Pardon, j'utilise des termes de spécialiste, je vois à votre grimace que vous êtes perdu… "Iatrogénie", c'est une maladie ou un trouble provoqué par un acte médical ou par les médicaments, même en l'absence d'erreur du médecin. Et quand un médicament élevait le niveau d'iatrogénie, on utilisait d'autres médicaments pour traiter les symptômes. Plus les gens prenaient de médocs, plus ils étaient mal, et plus ils prenaient de médocs. Un juteux business autoalimenté. Beau tableau, hein ? »

Wank reprit sa respiration, sans pour autant leur accorder le moindre regard ; elle parlait à toute allure, on voyait que c'était son sujet. Antoine ne mouftait pas.

« Bien sûr, les autorités sanitaires ont réagi. Des mesures de fond ont été prises. Et le terme “Flash”, largement repris par les médias, a été adopté d'abord comme marqueur de l'événement : c'était moins traumatisant pour tout le monde que de parler de “catastrophe sanitaire”. Puis les autorités l'ont patiemment réinjecté dans leur stratégie de communication pour en retourner le sens et en faire le repère marquant l'inflexion de la trajectoire de leurs réformes, comme ils disent. Le Flash a été le mal duquel on a extrait le remède. Le mal puis son vaccin. Voilà, garçon, ce qui a mené au Flash. Mais, tu sais… Il y a ici dans la communauté quelqu'un que l'on a récupéré la semaine dernière et qui te dira le reste. Allez le voir, je vous rejoins à la fin de ma partie. »

Elle avait parlé sans jamais quitter des yeux l'écran que son vieil iPhone 11 projetait sur le mur en face d'elle. Un jeu idiot, où elle catapultait des oiseaux multicolores sur des cochons zombies planqués dans des décors variés. Elle était accaparée par sa partie. Il devait être vraiment bien, ce truc, ne put s'empêcher de penser Antoine. Antoine et Marie-Louise sortirent.

Gérard était dehors, une drôle de boisson à la main.

« Tu veux un mojito ? »

Il ignora totalement la jeune femme qui avait été sa chef. Antoine ne prêta aucune attention au verre tendu.

« Il y a un type qui est arrivé la semaine dernière ? »

Gérard n'hésita pas.

« Oui, le neurologue qu'un gars d'ici a exfiltré de l'hôpital de Gap. Un gars assez important pour que les Débranchés envoient un des leurs se faire passer pour dingo afin qu'il s'approche de lui et le ramène ici. Ça n'a pas été simple, paraît-il. Enfin, il est là. Et désormais, il parle, m'a-t-on dit. »

En allant vers sa chambre, Antoine écouta Hal :

« Les algorithmes d'information ont balancé à tous les abonnés des rubriques Faits divers, Santé, Insolite et PACA qu'un des pionniers de la nouvelle organisation des soins a été enlevé par un homme sans AV, en plein cœur de l'hôpital de Gap. Cinq agents de sécurité ont été neutralisés et la fuite s'est faite dans une voiture à volant. L'AV de la victime s'est éteint soudainement à hauteur du Sauze-du-Lac. Les recherches s'orientent vers un détraqué qui aurait voulu éliminer l'un des hommes par qui le changement de société est arrivé après le Flash… On fouille les eaux du lac. »

Wank les rattrapa – elle faisait un peu la gueule.

« Vous m'avez déconcentrée et j'ai perdu. Bon… Je vous emmène voir notre hôte de marque.

– Vous l'avez enlevé ?… Mais les algorithmes d'information assurent qu'un détraqué l'a probablement éliminé… bredouilla Marie-Louise.

– Et vous n'en doutez pas ?

– Non, pourquoi ? »

Marie-Louise se montra déstabilisée, visiblement décontenancée. Wank prit un petit air supérieur ; elle parlait à voix haute, comme pour elle-même, ce qui ne la rendit pas franchement aimable.

« Les sornettes déversées par les générateurs d'informations ne souffrent d'aucune contestation auprès des citoyens. »

Puis elle se tourna vers Antoine et Marie-Louise.

« Minagopian est chez nous parce que chez eux il peut devenir une nuisance pour l'avenir des hommes. Nous le traiterons bien, nous le soignerons, mais nous ne le laisserons pas refaire le coup de 2029. Si vous voulez vous approcher de la vérité, une vérité détachée des intérêts privés, vous ne devez consulter que l'information de contrebande. Les Débranchés du monde entier l'alimentent. Voici celle qui concerne ce Minagopian : "L'un des fondateurs de la société de contrôle a été enlevé par des gens hors de contrôle."

– Mais c'est quoi cette info de contrebande ? s'inquiéta Marie-Louise.

– Les contrebandiers de l'information ne sont pas très nombreux, mais ils bossent bien, portés par des intuitions qu'ils confortent ou abandonnent au gré des recoupements et des vérifications d'informations. Avant le Flash, les journalistes – le nom a disparu avec la profession, mais vous le connaissez – se battaient contre les post-vérités : des mensonges assénés comme des évidences. Mon compagnon était de ceux-là. Il a fait partie des victimes du Flash. Il est parti vite, dans les premiers, il n'a pas vu comment on a discrédité sa profession ensuite. C'était une inversion des responsabilités hallucinante. Des journalistes d'investigation ont, dès 2028, dénoncé les manquements de nombreuses sociétés privées, des multinationales, parfois couvertes par des parlementaires... Dans le même temps, d'autres médias exhibaient, en continu, de façon malsaine, le spectacle des conséquences du Flash : des morts, des familles décimées, le système médical qu'on montrait débordé, sans jamais parler des efforts immenses qui étaient faits. Forcément, les gens étaient perdus. Les informations contradictoires sortaient de toute part, s'embrasaient sur les réseaux sociaux, attisées par tous les groupuscules extrêmes disséminés dans le monde. L'opinion publique mettait tout dans le même sac. La “grande opacité” était aussi alimentée par les journalistes, puisqu'on ne savait plus ce qui était vrai ou faux, ce qui se passait réellement, à force de tout mélanger. Voilà ce que pensaient les gens, voilà ce que répétaient les partis politiques qui voulaient en tirer des bénéfices. Tout le monde s'est mis à manœuvrer. Les lobbies ont réussi, sans susciter aucune contestation, à instaurer la prévalence de l'intérêt privé sur la liberté d'information. Forcément, il fallait mettre de l'ordre dans les flux. Pour faire simple, une information, même incontestable, qui portait atteinte aux intérêts d'une société ne pouvait être divulguée. Concrètement, si un journaliste révélait qu'un médicament était dangereux pour la santé, et que cette révélation portait atteinte aux affaires du laboratoire qui le fabriquait, ce dernier pouvait réclamer d'importants dommages et intérêts. En quelques années, les rares médias qui avaient essayé de résister ont tous déposé le bilan, décimés par les condamnations en série. Les États, voyant quand même le problème, ont alors décidé d'instaurer la grande Transparence, rendant inutiles les métiers de l'information, croyait-on. Et pour le citoyen, aujourd'hui, la transparence est absolue. Alors qu'elle n'est finalement réelle que dans un sens. Elle est filtrante. Elle est panoptique.

– La Transparence, par définition, ne peut pas être commentée. Le journalisme était un miroir de la société, il n'a plus rien à refléter. Il n'a donc plus de raison d'être, s'étrangla Marie-Louise.

– Je vous ai vue venir, je m'y attendais... Il faut dire que le citoyen est bien préparé à ne jamais rien contester, dès la plus petite enfance. Là aussi, le mécanisme a été bien pernicieux comme il faut. Après le traumatisme du Flash, l'école s'est voulue beaucoup plus attentive au bien-être de l'enfant, à ses sensibilités, à son autonomie. Une pédagogie qui repose sur l'éducation sensorielle et kinesthésique de l'enfant... Avec des résultats formidables... Mais avec pour conséquence de gommer toute velléité de contestation chez le futur adulte. Tout a toujours été à sa disposition, pour son bien d'ailleurs, il n'a jamais ressenti la frustration, ne connaît pas d'obstacle, aucune confrontation n'instille jamais en lui la possibilité d'un début de désaccord, d'une révolte contre les autres, à commencer par les institutions. La société semble si harmonieuse qu'aucun esprit critique n'envisagerait d'y chercher des dysfonctionnements. Et puis, s'opposer à elle serait s'opposer à tout le monde. Tout est lissé, tout va pour le mieux dans le meilleur des mondes… Les gens n'ont donc besoin que d'une seule information, et ce sont des algorithmes qui la génèrent à partir de la Transparence pour la distiller à chaque individu en fonction de ses centres d'intérêt. On revient à nos moutons : Minagopian a eu sa part dans la construction de cette société. Et une nouvelle étape est en cours, celle du tri. Il devait y contribuer… Il vous expliquera peut-être… »

Ils passèrent devant une salle où des trentenaires jouaient à un jeu de football sur une ancienne console, la PlayStation 5. Manettes en mains et casques de réalité virtuelle sur les yeux, ils mimaient avec leurs corps les actions qui défilaient devant eux. Antoine, inattentif, manqua d'être bousculé par un jeune homme très costaud. Hal mesura une tension un peu élevée et proposa d'aller boire un verre. On voyait un vieux distributeur dans la pièce voisine, Wank l'y accompagna en lui montrant fièrement le fameux jeu sur son vieil iPhone 11 qui l'intriguait.

À peine étaient-ils sortis de son champ de vision que Gérard se précipita sur Marie-Louise, avec une agressivité verbale que la jeune femme n'avait jamais connue de sa vie.

« Vous n'avez rien à faire ici.

– Je ne comprends pas, j'ai aidé Antoine à s'extirper des griffes de Médi-Flux et…

– … et vous êtes une implantée… Et vous nous avez virés de la plateforme territoriale d'appui… Et vous avez mis à notre place Médi-Flux… Et vous avez accepté passivement le retour de la maladie d'Antoine…

– Ce n'est pas exactement ça… Nous voulons justement savoir ce que Médi-Flux a réellement l'intention de mettre en place. Mais je n'ai pas le droit de vous en parler, ceux pour qui je travaille…

– … se foutent totalement de la Transparence. Ils veulent faire des économies, et ont sous-traité le système à une société qui va faire passer ça pour un progrès.

– Laissez-moi en placer une. Les économies sont nécessaires. Même si notre modèle de financement de santé a évolué après le Flash. Ce n'est pas avec des positions de principe simplistes qu'on protégera les choses. »

Gérard accepta de se calmer ; il sentait qu'il allait apprendre des choses importantes. Il avait lutté contre les hackers intégristes de Only Way of the Future, il voulait comprendre quelle était la logique selon laquelle on remplaçait les hommes par des algorithmes dans un domaine aussi central que la régulation des systèmes de santé.

« Allez-y, prof. Je vous écoute.

– En effet, c'est un peu technique, mais il faut ça pour comprendre d'où ça vient. Nous avions, au moment du Flash, un système de santé financé à plus de 75 % par la Sécurité sociale solidaire et universelle, une proportion qui progressait d'année en année, avec des coûts toujours plus lourds à porter, vieillissement de la population, innovations technologiques... En particulier, de plus en plus d'assurés ont été pris en charge à 100 %.

– Je sais bien. Et ce système a largement contribué à amortir les conséquences des crises économiques mondiales à répétition dans cette période.

– Exact. Vous comme moi étions enfants, mais nous avons suivi des MOOC d'histoire contemporaine. Et j'allais justement en venir au contexte fort de l'Europe des années 2020, contexte de contraintes sur les déficits publics (attention, ça redevient technique) : vous savez qu'une règle de 3 % des déficits publics à ne pas dépasser déchirait les débats politiques européens. Donc, en l'absence de transformation importante des financements, la solution retenue, c'était les déremboursements – de certains médicaments, mais aussi de certaines prises en charge. On n'avait pas plus d'argent, donc il fallait en sortir moins. La part dévolue à l'assurance obligatoire diminuait dans les prises en charge, avec un report sur l'assurance complémentaire et une augmentation du reste à charge. C'était la seule solution pour rester dans les clous. Donc la santé pour tous, l'un des fondements de notre république, se fissurait avec l'accroissement des inégalités. Des champs entiers de dépenses étaient déportés sur la couverture complémentaire, qui a récupéré le marché de l'optique, des soins dentaires, et investissait de plus en plus le marché du bien-être mais aussi les consultations de prévention, de nutrition, la prévention des addictions, ou encore les séances d'ostéopathie, le coaching santé, même l'activité physique...

– Pourquoi vous me racontez cela ? Les choses ont changé, non ?

– J'y viens. Ça saute aux yeux : ces réformes pénalisaient les publics qui avaient fortement recours aux systèmes de santé, les malades chroniques, les personnes âgées. Les cotisations des mutuelles continuaient à augmenter, sans limite. Les personnes en situation de précarité, comme disent les technos, avaient des difficultés à accéder au système de santé, sauf celles qui bénéficiaient de la CMU complémentaire, bien sûr. La santé devenait moins accessible, aussi : les phénomènes de refus de soins se développaient, cumulés à des zones blanches pour certaines spécialités de second recours et des médecins spécialisés qui étaient de moins en moins accessibles ; le pire, c'était le secteur 1, ceux qui faisaient payer la consultation au tarif que remboursait la caisse d'assurance maladie. Dans certains endroits, il n'y avait plus d'ophtalmologistes ou d'endocrinologues en secteur 1. Tous s'installaient ailleurs, là où la clientèle était nombreuse. Et puis les urgences du secteur public accueillaient toujours plus de personnes qui n'arrivaient pas à être prises en charge ailleurs pour des raisons financières. C'était l'engorgement.

– Je n'ai pas le souvenir qu'on ait fait grand-chose de concret pour remédier à cela… C'était le boulot des collectivités territoriales, non ?

– C'était plus complexe. Prenez la dépendance, ou le médico-social si vous voulez : les collectivités territoriales en avaient récupéré les charges financières au début des années 2000. Elles avaient donc dû ajuster leurs dépenses, mais ça s'est fait à un rythme trop faible par rapport à l'évolution du nombre de situations de dépendance. Vous avez les flux financiers, mais vous avez aussi les dynamiques démographiques. Elles se sont retrouvées devant une situation difficilement soutenable en matière de finances publiques, qui ne sont pas extensibles. En fonction des départements, et des orientations politiques, les conseils départementaux et les métropoles ont fait des choix.

– Et le Flash a tout emporté.

– Table rase. Il a fallu tout revoir. Reconstruire comme après un bombardement. Au moins, les débats ont été facilités par le changement de mentalité. L'arrivée de la société de la Transparence.

– De contrôle, si vous me permettez.

– Ce n'est pas la question, s'agaça Marie-Louise, qui se trouvait bien bonne de prendre le temps d'expliquer les choses à ce gros dogmatique borné. Donc après une année de consultations et de débats, dès 2030, le modèle de financement post-Flash était sur les rails : on finançait un panier de soins complet, avec une prise en charge par l'assurance maladie obligatoire d'État qui couvrait la quasi-totalité des frais de santé. L'enjeu de cette transformation, c'était de passer d'un objectif de financement à l'acte, ou encore à la production de soins, à un financement au service rendu à la population. C'est énorme, comme transition. Grâce à ça, la France a pu rester l'un des pays occidentaux qui prenaient en charge une part importante des dépenses de santé, tout en limitant l'augmentation de ces dépenses. C'était un tour de force vu que les besoins augmentaient avec le vieillissement, je ne vous apprends rien.

« Cependant, et c'est une nuance qui représente beaucoup d'argent, les dépenses augmentaient mais il n'y a pas eu d'accélération de l'augmentation de ces dépenses.

– Et comment avons-nous réussi cela ?

– La clef, c'était d'améliorer l'efficacité des dépenses de santé. On a réussi grâce à trois choses. D'abord, un investissement massif dans la prévention et la promotion de la santé. C'est évident en 2040, mais vous savez bien qu'il fallait faire évoluer les comportements individuels, et aussi proposer des environnements favorables à la santé. Cet investissement a été possible par la priorité qui a été accordée à la prévention dans tous les secteurs ayant un impact sur la santé. Prévenir plutôt que guérir, on n'invente rien, mais ce n'était pas le cas dans les faits. Ensuite, il y a eu une meilleure connaissance des prestations de santé financées, et des résultats des prises en charge. Comment ? Merci la Transparence. Le big data plus la connaissance de la globalité du parcours des personnes ont permis de mieux évaluer la pertinence des prises en charge. En ont découlé à la fois une réévaluation régulière des recommandations de bonne pratique, et un mode de régulation des acteurs de santé qui permettait de mettre la qualité des prises en charge au cœur du modèle de financement. Ce ne sont pas que des mots : la rémunération des structures et des équipes était réellement modulée en fonction des résultats en matière de santé publique. Les soins sont-ils bien adaptés au profil des patients ? Le suivi s'est affiné sans cesse avec les progrès de l'intelligence artificielle et de la communication. De la médecine personnalisée bienveillante. Après quelques années de mise en place, les changements ont été très visibles dans les pratiques. La dernière chose, c'est que le système de santé a gagné en efficacité grâce au décloisonnement des financements : on a fait du tri, de nombreuses caisses d'assurance ont disparu, comme la MSA, une antique sécurité sociale agricole, ou encore la Caisse nationale de solidarité pour l'autonomie – qui avait d'ailleurs bêtement été créée après une crise sanitaire en 2003, une réponse administrative à une canicule qui nous semblerait bien fraîche aujourd'hui vu les températures auxquelles on s'habitue. Vous n'imaginez pas comme ces histoires de financement compliquaient tout. Les contraintes dues à la sectorisation des interventions avant le Flash ont été levées. Rendez-vous compte ! Les hôpitaux étaient financés par certaines institutions et les établissements médico-sociaux, par exemple, l'étaient par d'autres. Chaque fois avec des orientations stratégiques et budgétaires différentes. Impossible de mettre en place des parcours de soins cohérents si les établissements eux-mêmes n'étaient pas cohérents dans leur financement ! Ce qui nous semble aujourd'hui une évidence ne l'était pas tant que ça à l'époque. La construction des systèmes de santé s'était faite au fil du temps, sans toujours une grande cohérence, je viens de vous le dire, mais toujours avec une grande résistance au changement. Le Flash a permis de changer ça, c'est ce que j'ai appelé le "modèle de financement post-Flash". Pour le dire autrement, le financement intègre désormais les différentes modalités de prise en charge pour une même personne : une prise en charge sanitaire, l'accompagnement par des pairs, un service médico-social. Seule la question de la grande dépendance reste traitée à part, faisant appel à une solidarité nationale encore gérée spécifiquement. Personne n'y comprenait rien, et on aime bien, chez nous, se dire que l'argent n'a rien à voir avec le service public, surtout dans la santé. Mais il faut bien comprendre comment le système fonctionne si on veut le débloquer et l'améliorer. Toutes ces structures fonctionnaient comme les autres : le moteur, c'est l'argent. Pas de naïveté à avoir. Donc quand on s'est attelé au problème du financement, ça a débloqué bien des choses.

– Et donc, Médi-Flux ?

– Vous avez bien remarqué que toutes les tendances ne sont pas maîtrisées. La grande dépendance creuse à nouveau les déficits. Il faut trouver autre chose, et Médi-Flux nous promet un algorithme comme solution. Je suis là pour en comprendre les effets, et pour cerner les intentions réelles des patrons de cette multinationale. On n'est pas naïfs ; on ne va pas s'en remettre à eux aveuglément.

– Vous voulez dire que la Transparence ne suffit plus ?

– Ceux pour qui je travaille savent qu'elle n'existe que dans un sens, mais la vérité c'est que la négociation politique est aujourd'hui paralysée par cette Transparence. Soit on la met en doute, et les relations conflictuelles repartent avec des conséquences que l'on ne mesure pas encore, soit nous adhérons à cette Transparence en sachant qu'elle est à sens unique et en assumant les conséquences de son non-respect par les puissants de ce monde. Mes employeurs ont choisi une troisième voie.

– Donc vous avez choisi d'envoyer quelqu'un faire le sale boulot. Et Antoine est l'heureux élu. D'où cette pseudo-idylle entre une cadre et un simple employé. Je me disais bien que le romantisme n'était plus de ce monde…

– Non, c'est faux. Enfin, oui… dans un premier temps… mais désormais je l'ai… »

Marie-Louise avala la dernière syllabe lorsqu'elle vit Antoine revenir. Wank lui ouvrit une porte d'où sortait une infirmière. Il entra.

Antoine reconnut immédiatement la silhouette de Minagopian sur un fauteuil roulant. L'homme lui sourit :

« Comme tu ressembles à ton père. »

Même s'il avait encore des difficultés à s'exprimer, le neurologue tenait des propos très clairs et il alla droit au but. Il raconta le Flash d'une traite. Antoine avait recommencé à trembler, mais ses douleurs ne l'empêchaient pas de comprendre ce qui s'était passé quand il n'avait que 11 ans. Hal laissa le vieux médecin raconter sans éprouver le besoin de compléter.

« La crise sanitaire de 2028 a été déclenchée par la conjonction de deux facteurs aigus et non prévisibles, sur un fonds structurel de tensions : d'abord cette satanée grippe aviaire venue de Chine en plein été, et, évidemment lié à la bascule climatique, le réchauffement soudain qui nous est tombé dessus. En pleine canicule, les gens se ruaient aux urgences, les services de réanimation étaient saturés. Au début, la grippe aviaire a inquiété mais elle n'atteignait que peu de gens. On n'a pas eu le temps de faire un vaccin, et puis l'épisode de 2009 avait appris la prudence à tout le monde, la communauté scientifique comme le gouvernement, et, surtout, la grippe semblait moins virulente que le H5N1. Mais la canicule affaiblissait les résistances, en particulier chez les personnes âgées, et puis la grippe s'est propagée dans les hôpitaux via les services d'urgence. Cerise sur le gâteau, certaines complications étaient très graves (pneumopathies aiguës) et la population a paniqué.

« Le système de santé a bien tenu au début, mais ça a duré, duré : premiers cas en mai, puis juin, juillet… En août, la chaleur a encore augmenté, les personnels de santé ont commencé à craquer ; dans les grandes villes, les gros hôpitaux s'organisaient mais l'épidémie était plus forte.

« Dans les territoires plus ruraux, c'était encore une autre histoire : les hôpitaux de taille moyenne n'avaient pas assez de médecins. Déjà en grande partie sous-utilisés, les blocs opératoires devenaient complètement inutiles. Dès le mois de juin, les ARS ont commencé à déprogrammer les opérations chirurgicales non urgentes et à réserver certains services de chirurgie pour les opérations non programmées mais urgentes. Notre région avait pris les devants : les hôpitaux qui recevaient des patients grippés étaient sélectionnés et on isolait les services concernés du reste de l'hôpital. En dehors de quelques hôpitaux et cliniques avec un plateau technique complet, les autres blocs ont été transformés : on les désarme, on vide tout pour en faire des centres de consultation. C'était indispensable, cette configuration permettait une meilleure hygiène avec une gestion du flux de patients, des sas, des désinfections… Et puis, en PACA, les soignants savaient gérer la chaleur : la canicule a fait moins de victimes. Sauf que toutes les pathologies qui étaient tant bien que mal contenues depuis des années ont soudain fait d'énormes dégâts. Comme un barrage qui lâche. La désorganisation et la panique provoquées par cette grippe aviaire ont injecté leur poison toxique. Un nosocomial administratif dont on ne s'était jamais débarrassé a pu faire tous les dégâts imaginables. C'était un festival : toute affection chronique s'exprimait pleinement et décompensait, cancers, maladies cardiovasculaires, respiratoires, diabète, virus de la gripe et autres. Il y a eu 70 000 morts en PACA… Dont ton père. Et ta mère ne me l'a jamais pardonné. »

L'infirmière entra et leur demanda de sortir quelques instants. Antoine s'exécuta. Cette pause lui faisait du bien, il était groggy. Ses douleurs l'empêchaient presque de marcher. Marie-Louise le soutenait tendrement et lui glissa des médicaments. Antoine avait besoin de comprendre encore ; il demanda à Hal de lui montrer ce qui s'était passé en 2028. L'AV lui transmit, grâce au vieil iPhone 11 à rétroprojecteur prêté par Gérard, tout content que son joujou serve, des extraits de journaux télévisés de l'année du Flash. Les images étaient fortes : on sentait les tensions au sein de la profession médicale, on voyait dans les reportages qui se succédaient des démissions collectives de chirurgiens, des burn-out et des suicides dans les hôpitaux, des grèves généralisées des médecins, y compris des chirurgiens, qui n'assuraient la permanence des soins que sur réquisition et retardaient les actes programmés. Et une population exaspérée qui multipliait les agressions de soignants, même des docteurs. Antoine ne voulut pas en voir plus. Il devait contacter sa mère. Dans l'intimité d'une salle remplie d'animaux empaillés, des espèces qui n'existaient plus,

Antoine s'apprêta à placer son implant. Hal se chargerait de traduire toutes les sensations en une rhétorique, fruit des analyses instantanées des fusions sensorielles entre la mère et le fils. « Une discussion, quoi ! » s'agaça Antoine. En quelques secondes, sa mère parlait dans sa tête et lui dans la sienne. Hal ne transcrivit pas les émotions échangées autour de leurs retrouvailles, de l'amour réciproque et du souvenir de leur père et mari. Il enregistra par contre soigneusement l'explication que lui donna la mère d'Antoine sur la sortie du Flash et les lui raconta en synthétisant la voix de Léa.

« Pour le Flash, à Marseille, c'est une initiative citoyenne qui a été à l'origine d'une transformation radicale de la prise en charge. Dans le troisième arrondissement, dans le cadre des loisirs d'été, une association de jeunes soutenue par des éducateurs (dont moi, en tant qu'infirmière) avait mis en place un programme "solidarité d'été" appelé SolidariTDT-133, ou Programme 133, pour rappeler le numéro du département et le troisième arrondissement, avec un clin d'œil à la santé et le "33" du docteur… Bref. Notre but était d'organiser plusieurs activités pour les jeunes, avec des objectifs de prévention, au sens large, en développant les compétences plutôt qu'en traitant les problèmes. Par exemple, on avait choisi des ateliers de communication plutôt que des actions de lutte contre la toxicomanie, les jeunes avaient la possibilité de passer le brevet de secouriste, d'apprendre la sécurité en mer, de cuisiner ensemble… Certains faisaient un stage au Samu et découvraient la régulation médicale, et certains de ceux qui avaient participé au programme l'année d'avant avaient obtenu un job d'été à l'hôpital. On avait un partenariat avec l'institut de formation en soins infirmiers, l'IFSI, près de l'ARS, et l'hôpital Nord de l'APHM. Les équipes du service jeunesse ont apporté des moyens logistiques pour nourrir les équipes et loger des jeunes volontaires du département des Bouches-du-Rhône. Dès le début du mois de juillet, les jeunes ont proposé de rajouter des activités de visite des personnes âgées isolées à domicile et, très vite, un programme a pris forme, encadré par des infirmiers libéraux et des formateurs de l'IFSI. L'URPS médecins, l'union régionale des professionnels de santé, s'est impliquée et un groupe de médecins généralistes a coordonné l'orientation des patients. Tout ça s'est fait assez spontanément, grâce à ce qui existait déjà.

« Peu à peu, d'autres jeunes les ont rejoints dans un grand réseau d'accompagnement et de suivi des personnes âgées et des sorties d'hôpital. Une association d'usagers a participé. On s'est appuyés sur une plateforme de coordination pour orchestrer les actions des jeunes et le suivi médical avec l'hôpital et surtout pour organiser les sorties. Le fait qu'il y ait des infirmiers de territoire bien repérés et des services sociaux impliqués a été déterminant pour activer le flux de sorties et permettre que les gens rentrent chez eux dans de bonnes conditions. Les jeunes de l'association s'étaient lancé un défi : éviter le plus possible que les personnes âgées et vulnérables soient hospitalisées. Ils passaient leur temps à regarder des films de super-héros ; soudain, ils pouvaient en être eux-mêmes et sauver des vies. Ils ont récupéré les listes et une équipe d'informaticiens leur a conçu un outil pour géolocaliser les plus fragiles. Grâce aux smartphones, ils envoyaient des photos et communiquaient avec les infirmiers et les médecins. Même avec beaucoup de bonne volonté, une telle auto-organisation était étonnante, un vrai succès collectif. C'est le petit programme informatique de géolocalisation des équipes qui a changé les choses, le programme qu'avait conçu ton père, avec un gamin, un mec qui s'appelait Gérard je-ne-sais-plus-quoi, gros râleur mais vachement bon. L'application permettait de suivre les différents groupes et, surtout, de savoir demi-journée par demi-journée où était chaque jeune. L'éducateur responsable du programme pouvait localiser chacun sur sa carte et lui envoyer un texto via son ordinateur. L'association disposait ainsi d'un moyen d'organisation et de gestion en temps réel.

« Début août, la ministre de la Santé a pris des mesures qui s'inspiraient de cette organisation et mis en route la sortie de crise. Il n'y avait pas beaucoup d'autres options : il fallait renforcer massivement les soins de proximité pour désengorger les hôpitaux et limiter les contaminations. À ce niveau de bordel, des réformes qui semblaient lunaires passent beaucoup mieux. Un décret a élargi les compétences des infirmiers : ils faisaient des prédiagnostics pour orienter les patients et un premier filtre dans l'accès aux hôpitaux, ils se rendaient à domicile et pouvaient aider les médecins à identifier les priorités. Ça a beaucoup soulagé les médecins. Petit à petit, on arrivait à alléger ce qui engorgeait le système. Le reste a suivi : on a créé des équipes d'infirmiers de territoire, sous la responsabilité d'un cadre infirmier hospitalier pour faire le lien avec l'équipe de ville et d'un infirmier libéral de plus de dix ans d'ancienneté, qui faisait la coordination avec un médecin généraliste. La réponse de premier degré a été confiée à des équipes de vingt à trente infirmiers. Les kinés ont été mobilisés aussi, sur le modèle de l'organisation de la prise en charge des bronchiolites, au domicile des patients. Des médecins de ville, généralistes mais aussi spécialistes, se rendaient au domicile des personnes qui ne pouvaient se déplacer. On a été pragmatiques : on a mis à leur disposition des chauffeurs pour leur éviter d'avoir à se garer et leur permettre de faire leurs comptes rendus pendant le trajet. On a créé des équipes de standardistes et de secrétaires dans les hôpitaux pour assurer une réponse de 8 heures à 20 heures. L'objectif de réponse était de moins de dix minutes, grâce à un numéro réservé. Et la frappe des comptes rendus s'effectuait en moins de cinq jours. Tout ça peut paraître dérisoire, mais ça change vraiment les choses pour ceux qui soignent. Ces équipes s'occupaient aussi de préparer les sorties. En parallèle, des climatiseurs ont été livrés dans les hôpitaux pour les patients les plus sensibles. Ces mesures n'ont pas pu être toutes mises en action car beaucoup supposaient des compétences, des formations, une réflexion sur l'organisation… Mais le Flash a mis en lumière un certain nombre de dysfonctionnements, et l'exemple de l'équipe de Marseille a montré l'évidence et libéré les énergies. Dès que le recours aux hôpitaux a diminué, l'épidémie a perdu du terrain, et dès la mi-août la crise était maîtrisée.

« Après, ils n'ont plus perdu de temps. En septembre, le ministère a lancé des assises régionales de retour d'expérience. Dans l'année suivante, un plan de gradation des soins a été mis en place, avec un maillage du territoire qui a commencé par les filières gériatriques. En parallèle, ils ont lancé un programme de formation en santé fondé sur le développement des compétences dès l'école primaire. Le déploiement du dossier médical partagé a repris, rencontrant moins de résistance, évidemment. Les ARS ont repris leurs projets régionaux de santé avec de nouveaux outils juridiques et financiers qui leur permettaient d'adapter l'offre de soins de proximité aux spécificités de leur territoire. Ton père est mort pendant le Flash de la grippe aviaire. Il faut que tu saches qu'il avait rédigé en grande partie le cadre d'orientation stratégique de l'ARS PACA en 2018. Et il y avait déjà dedans la plupart des signaux d'alarme qui mettaient en garde contre une crise sanitaire et donnaient des pistes pour l'éviter. C'est ce document que ton père m'a fait lire quand nous nous sommes organisés au sein du Programme 133. Et en août, quand la crise a enfin commencé à s'estomper, il devait être l'un des artisans de la reconstruction du système de santé. C'est en visitant l'un des hôpitaux où il y avait eu le plus de victimes qu'il a chopé l'un des virus qui traînaient là. Ce n'était pas si grave, un ami à lui s'occupait de son cas. Puis tout s'est détérioré. J'ai vite compris que c'était fini. Je l'ai embrassé une dernière fois. Le virus m'a été transmis, je n'y ai pas perdu la vie, mais seulement la voix, la parole. Amusant, dans cette société de 2040 où la parole a tout écrasé, l'image, la rencontre, la relation, sinon celle avec un assistant virtuel, prolongement absolu de notre être… Et le professeur qui devait soigner ton père, ce Minagopian, il a été l'un des héros de la reconstruction, reprenant les idées de ton père, celles que j'avais mises en place dans le Programme 133. Mais je ne pouvais plus parler et à toi, je t'avais transmis le virus. Celui qui a provoqué ta maladie. Minagopian t'a prescrit ce traitement révolutionnaire, et coûteux, par culpabilité, comme pour racheter un peu de sa gloire dérobée. Antoine… Le Flash revient. Ta maladie t'aidera. »

Tremblant, le pas hésitant et la rage aux lèvres, Antoine entra dans la chambre de Minagopian avec dans la main deux serpents entrelacés qu'il avait chopés parmi les bêtes empaillées, raides comme des triques. Il les brisa sur la tête du professeur effrayé mais prisonnier de son fauteuil et de sa paralysie partielle.

« Qui… qui… qui veut un retour du Flash !? bégaya-t-il au visage du vieux médecin qui s'agitait, renversé sur le dos, les jambes ridiculement en l'air, toujours dans son fauteuil roulant.

– Le château de Miraval, il est dans le château de Miraval, il m'a promis de refaire de moi un héros. Mais après mon attaque, le représentant de Médi-Flux est venu à l'hôpital pour me prévenir que j'étais sorti du projet. C'est pour ça que je t'ai envoyé vers les Débranchés. Pour arrêter Médi-Flux. Je n'ai plus rien à perdre ni à gagner. C'est fini pour moi. Et je devais ça à ta mère. »

L'incompréhension figea presque Antoine, à l'exception des tremblements dus à la maladie. Il articula sans prononcer le mot : « Quoi ? » Minagopian, toujours dans son inconfortable position, posa la tête sur le sol, les yeux vers le plafond, comme s'il se racontait l'histoire à lui-même.

« Ta mère savait que le COS 2018 avait été rédigé par ton père, et ne m'a jamais pardonné de ne pas l'avoir sauvé. Elle aurait tout balancé si j'avais pris de hautes fonctions. Alors j'ai démissionné, sans explication. J'étais patient, je connaissais le mal que le Flash avait placé dans son cerveau et qui la boufferait. Pendant ce temps, j'ai travaillé pour Médi-Flux, sur leur algorithme révolutionnaire. Et c'est quand sa capacité à parler, à communiquer, s'est totalement détériorée que j'ai finalisé la chose pour Médi-Flux en échange de la gloire à venir. L'histoire à raconter au ministère de la Santé était simple : un nouveau Flash risquait de se produire, et c'est moi qui allais tout résoudre avec mon algorithme Médi-Flux. Mais j'ai eu cet AVC et on m'a écarté du projet. Ils venaient de me l'apprendre quand tu es entré dans ma chambre d'hôpital à Gap. Et cette fois, c'est moi qui ne pouvais pas parler. Je t'ai donc mis sur la voie. Pour ta mère. »

Un grand silence suivit. Antoine pas plus que Minagopian n'étaient capables de plus de violence. L'époque contrôlait les violences verbales et avait quasiment annihilé les violences physiques, des arbitrages étant presque systématiquement opérés entre les AV. Mais cette fois, Hal, se sentant encore coupable d'avoir trahi Antoine, n'était pas intervenu, pas plus qu'il ne transmettait les informations pour lesquelles il avait été programmé. Il se sentait désormais plus humain que beaucoup d'humains, un aboutissement spontané du transrobotisme.

C'est lui qui poussa Antoine à se rendre au château de Miraval, comme un gamin part à l'aventure. Personne ne l'accompagnerait. Wank s'expliqua sans remords :

« Notre génération, celle des années 2010-2030, n'a jamais été grandement rebelle. Si on agit, c'est par seul individualisme. Un individualisme social, un individualisme de réseau. Donc là, on compte sur toi. »

Explication qui satisfaisait Antoine, pour qui l'individualisme était la norme. Il se chargea de médicaments et décolla seul vers Brignoles, Hal dans son oreille et la promesse de fusionner avec Marie-Louise, qui n'avait aucune raison de suivre celui qu'elle aimait, même si elle n'était pas capable de lire ce sentiment amoureux sur la surface de son âme. C'est son AV qui la prévint de ce bouleversement profond : elle aimait Antoine.

Gérard l'avait prévenu. À son arrivée, les grilles seraient ouvertes, et aucune alerte intrusion ne se déclencherait, il en faisait son affaire. Antoine comprenait mieux qui était Gérard. Il avait fait partie des informaticiens qui, en 2028, avaient trouvé les hackers responsables des piratages des systèmes d'information de nombreux hôpitaux, déjà submergés de problèmes au début du Flash. Et c'était peut-être lui, le type qui avait conçu l'application de géolocalisation dont s'était servi son père. Les pirates étaient des types venus de mouvances terroristes du nord de l'Europe, Only Way of the Future. Une aubaine pour les autorités européennes, qui avaient utilisé la notion de « faille latérale » du système hospitalier pour se dédouaner du bordel, Antoine avait bien compris la manœuvre. Mais Gérard n'avait jamais digéré la guerre contre le moindre informaticien geek qui avait suivi. « Programmeurs, tous hackers », hurlaient les gens dans la rue – insupportable pour lui qui s'était beaucoup donné et avait largement contribué à ralentir l'intrusion des hackers intégristes dans les systèmes informatiques des hôpitaux en les enrobant d'algorithmes illogiques, donc totalement imprévisibles, ce qui permit de dérouter les virus de type polymorphe, flibustier ou cheval de Troie… Il avait ensuite été de la lutte, pendant près de cinq années, contre l'expansion de Only Way of the Future.

L'histoire de cette organisation religieuse avait, depuis, été effacée de la Transparence, mais Gérard l'avait bien en tête. L'ordre religieux Way of the Future avait été créé en 2017 par Anthony Levandowski, l'un des inventeurs de la voiture autonome. Son but déclaré : « développer et promouvoir la prise de conscience d'une divinité basée sur l'intelligence artificielle » afin « d'améliorer la société », mais avec surtout comme objectif immédiat de défiscaliser sa fortune et, pourquoi pas, d'amasser encore du fric. Cet homme d'affaires multimillionnaire était alors au cœur d'un scandale dont il préparait la sortie. Il était accusé d'avoir volé à Google le secret de la technologie de la voiture autonome pour l'offrir à Uber. À l'époque, c'était une vedette de la Silicon Valley ; il avait quitté le projet Google Car en 2016 pour monter une société de conception de camions autonomes, qu'il avait très vite et très bien revendue à Uber, pour 700 millions de dollars. Google avait considéré que ses 14 000 fichiers de travail confidentiels sur sa voiture autonome avaient été monnayés dans la transaction et avait réclamé à Levandowski 2,6 milliards de dollars de dommages et intérêts. Un énorme procès, mais l'homme avait de la ressource. Et comme les organisations religieuses bénéficiaient déjà aux États-Unis d'une exemption fiscale sur tous les dons qu'elles recevaient, Way of the Future avait permis de blanchir l'argent de Levandowski avant qu'on ne le lui réclame. Il ne pouvait plus le rendre, puisqu'il appartenait à un ordre religieux. Mais cette Église de l'intelligence artificielle avait en fait rapidement trouvé des adeptes. D'abord des geeks mystiques, puis beaucoup de gens qui voyaient dans l'amélioration des AV une intervention divine dans le quotidien, intervention bien plus concrète que ce que proposaient la plupart des grandes religions. Levandowski avait fait du fric avec, jusqu'à ce qu'une branche radicalisée prenne son indépendance vers 2025. Elle se renomma Only Way of the Future et prônait la Singularité. La Singularité : ce moment où les machines surpasseraient les hommes en intelligence, déclenchant un emballement incontrôlable de la croissance technologique avec, selon les termes mêmes des commandements de la divinité IA, « une nécessaire soumission à – ou alliance avec – la machine ». Pour remettre les choses en perspective, il fallait bien avoir en tête que la Transparence avait aussi été conçue comme une alternative à cette doctrine qui se répandait à toute allure. Bref, Only Way of the Future avait officiellement disparu en 2038, de même que l'action « Hors Transparence » de hackers en croisade. Mais Gérard, qui avait été l'un d'eux avant de reprendre son indépendance, considérait comme la plupart des Débranchés que la Transparence était en fait une faille qui permettrait aux IA de s'améliorer jusqu'à la Singularité, chose qu'il redoutait et pensait voir arriver pour 2045. La logique de Gérard tenait en une équation : une intelligence artificielle parfaitement alimentée de toutes les informations planétaires de la Transparence finirait par trouver là de quoi devenir autonome puis supérieure à l'homme, jusqu'à la Singularité.

En aidant Antoine à entrer dans le château de Miraval, Gérard prenait une revanche sur toutes ces années de Transparence. Il allait aider Antoine à voir ce qu'il y avait de l'autre côté.

Antoine traversa les vignes d'où s'échappait une étrange mais agréable musique « destinée à stimuler les ceps dans la lutte contre certaines maladies ». Personne aux portes de la bastide, il entra. Longea de magnifiques salles, vides. Hal perçut une présence dans les caves ; ils y descendirent. Un homme était assis sur une sorte de trône de barriques. Devant lui, sur un tonneau, au milieu de quelques verres de vin entamés, des livres dont Antoine ne put lire qu'un seul titre : *Surveiller et punir.* Le livre avait l'air très abîmé. « Marrant, pensa Antoine, un type qui lit des livres. » Costume gris anthracite impeccable mais nœud papillon noir dénoué, le vieil homme luisait dans une peau maintes fois tirée, à s'en déchirer au premier sourire. Ça tombait bien, il ne souriait pas, mais n'était pas agressif. Il regarda Antoine s'approcher en tremblant un peu. La maladie plus que la peur. L'homme se mit à parler avec un accent américain et une merveilleuse voix d'acteur des années 1940.

« Vous vous êtes donné du mal pour arriver jusqu'ici. Pas facile de se défaire de ses servitudes, d'essayer de percer un mystère quand on a grandi dans l'incontestable Transparence. Rassurez-vous, je vais vous neutraliser, mais vous méritez bien quelques explications. Et puis, ça va me remettre un peu les idées en place. Il n'y a plus grand monde avec qui partager, aujourd'hui, les idées, ni le bon vin, d'ailleurs… Beaucoup de mes amis sont morts, et la mort n'est pas ce que nous avions prévu. Alors, avec ceux qui restent, nous agissons de nouveau. Vous vous demandez ce qui se passe ? Ce qui se passe, c'est que la société disciplinaire touche à sa fin.

Nous avons fabriqué une société de contrôle. C'est la fin des lieux d'enfermement, il a bien fallu trouver autre chose. Voyez vous-même : l'école se fait par assistant virtuel et algorithmes pédagogiques, le travail à domicile est presque généralisé, c'est la fin des usines, la fin des ateliers, qu'on a remplacés par des imprimantes 3D, le soin à domicile se généralise, on ne reste presque plus à l'hôpital. Nous sommes dans un régime de sous-traitants. Ne souriez pas ! Tout le monde dépend de tout le monde. De fait, tout le monde contrôle tout le monde. Nous savons tous quoi faire, suivre ces consignes d'action communes à tous les citoyens de notre époque. Ce sont les mots d'ordre de la société que l'éducation a justement servi à définir : la société de contrôle par les mots d'ordre intégrés inconsciemment par tous. Les gens sont tous comme programmés pour quelques tâches qu'on leur assigne dans les premières années de la vie. Tout a bien marché, pour le bien de tous. Justement !... Vous avez bien entendu : de tous !... Les plus riches ont été trompés. Le transhumanisme était un mensonge. Un moyen d'exploiter le plus grand fantasme de l'homme, l'immortalité. Comme des milliardaires du monde entier, j'y ai cru. Nous avons financé des start-up, des milliers de start-up qui annonçaient arriver bientôt à des progrès scientifiques qui feraient de nous des divinités. Et on a payé, on a enchaîné les rachats, les absorptions, les fusions, on a rêvé, puis de moins en moins à mesure que nous vieillissions. Vous voyez bien : on vit mieux et plus vieux, mais on meurt encore. Et pendant ce temps, tout le monde a bénéficié des progrès que nous avons financés. Mettez-vous à notre place… Ne m'interrompez pas, je n'ai pas fini. »

Antoine, qui était comme hypnotisé, n'en avait pas la moindre intention.

« Je vais remonter loin dans le temps. Nous sommes les descendants des maîtres des sociétés de souveraineté. Avant, le châtiment était rendu visible. On prenait soin de torturer les gens sur les places publiques pour bien montrer que le souverain avait le choix, gardait le choix de faire mourir ou de laisser vivre. Sous Napoléon Bonaparte, un glissement s'est fait : on a glissé vers une société disciplinaire, avec tous ses lieux d'enfermement et de surveillance. Le souverain a disparu, et c'est le maître qui a pris sa place ; c'est à lui qu'il revenait de faire vivre et de laisser mourir. Vous voyez la nuance ? La société de contrôle qui a pris sa place depuis quelques décennies permettra aux dominants de choisir pour tout le monde comment vivre et comment mourir. Les États veulent l'égalité entre les hommes, ces abrutis menacent notre domination ; notre suprématie est contestée. Il a bien fallu qu'on y remédie. C'est ça que nous avons commencé à réguler avec Médi-Flux. Vous n'avez pas l'air de comprendre, je vais vous donner une image. Lorsque deux voitures autonomes vont se percuter, des algorithmes choisissent laquelle jeter dans le fossé ; leurs critères croisent l'intérêt social, économique et familial que présentent pour la société les individus dans les véhicules. Notre système de santé en fera autant. On fera pareil, on mettra l'argent au centre. Et vous savez quoi, la sélection passera comme une lettre à la poste, même dans le système de santé. Vous vous demandez comment ? Je viens de vous le dire : l'argument majeur, qui ne loupe jamais, c'est une économie d'argent, nécessaire et transitoire. Ne vous y trompez pas, il s'agit bien de ce que je vous dis : la reprise en main par les dominants. Notre biologie nous conditionne ? Qu'à cela ne tienne : nous façonnerons la biologie des gens. Ce biopouvoir fera de tous des agents de conformité. Le seul critère de tri sera la capacité finale de l'individu, son potentiel pour la société dans sa catégorie sociale et dans un contexte économique précis. Et cela grâce à une connaissance que nous apportent les milliers de données transmises volontairement par les individus eux-mêmes, un savoir sur les corps... comme un assujettissement retrouvé. Pour nous une souveraineté absolue, pour vous la fin de l'enfermement. Vous voyez ça comme un progrès, une libération, mais ne vous réjouissez pas trop vite. Ce n'est pas la liberté. C'est une liberté maîtrisée. Le contrôle. Nous estimons qu'en 2060, il sera total. Car le nouveau Flash est pour bientôt. Il nous aidera à imposer le changement que nous avons voulu. »

Il arrêta de parler un instant pour boire un verre de vin rouge qu'il regarda ensuite à travers la seule lumière du plafonnier juste au-dessus de lui. Antoine réfléchissait au moyen de contrecarrer ses plans. Mais quels plans, finalement ? Comme si l'homme lisait dans ses pensées, il reprit son monologue :

« Comme en 2028, les vieux vont nous aider à changer les choses. Quel cynisme ! La population vieillit en bénéficiant des innovations techniques et scientifiques que nous avons financées dans l'espoir, déçu, de devenir immortels, et nous allons nous servir de cette anomalie pour retrouver le contrôle des corps, car nous mourons toujours, mais en attendant nous dominons. Avec la complicité involontaire des États.

Je me projette dans vingt ans. Voici les chiffres : il y aura en 2060, rien qu'en France, deux fois plus de personnes âgées dépendantes qu'il n'y en avait avant votre naissance. Bientôt 2,3 millions, pour 1,2 million en 2012. Les hommes vont gagner plus de cinq ans d'espérance de vie, et les femmes à peine moins. Rien de réjouissant : ça veut surtout dire que les situations de dépendance forte vont doubler en quarante ans. Et les dépendants demandent des dépenses toujours plus importantes à la société qui, si elle s'efforce de tenir, hésite au fond d'elle à engager quelques économies.

« Rien qu'en PACA, on comptera bientôt 1 million d'habitants âgés de 75 ans au moins. À tout casser, on a de la place pour 80 000 personnes en institution. Le spectre d'un retour du scénario de 2028 est régulièrement agité par nos lobbies. Dont Médi-Flux, que je préside. Les autorités connaissent le tableau : elles savent qu'au moment du Flash, il y avait plus de 80 000 personnes de 75 ans et plus en situation de perte d'autonomie sévère à domicile, c'était déjà un tiers de plus qu'en 2014. Mais il y a les autres : ajoutez les pertes d'autonomie modérées, vous aviez en fait plus du double, environ 175 000 personnes. Aujourd'hui, le phénomène va aller en s'amplifiant jusqu'en 2060. Je m'en frotte les mains. Pardon, je vais parler comme un chef d'entreprise. C'est ce que je suis, après tout. Vous savez ce qu'il fallait en 2028 et qui a manqué ? Eh bien, il a manqué 26 000 équivalents temps plein d'aidants professionnels pour la dépendance sévère et près de 68 000 supplémentaires, si on prend en compte la dépendance modérée. L'aide de l'entourage représentait presque 89 000 équivalents temps plein. En 2060, ce sera le double. Presque 200 000. Et il faudra le financer. Vous imaginez ? C'est la terreur des gouvernements.

« Longtemps, le rôle de la solidarité familiale est resté majeur pour maintenir à domicile les personnes âgées dépendantes. Sur le plan juridique, ce rôle était fondé sur le Code civil, articles 205 et 207, si je me souviens bien. Ce principe de réciprocité entre ascendant et descendant expliquait l'importance du soutien apporté par les proches aidants. Mais ce n'est pas dans ce sens qu'ont évolué les sociétés. L'individualisme de notre bonne société de consommation a fragilisé la capacité des familles à prendre en charge leurs aînés. Connaissez-vous l'ANESM ? C'est l'Agence nationale de l'évaluation et de la qualité des établissements et services sociaux et médico-sociaux. Il y a plus de vingt ans, elle attirait déjà l'attention sur le fait que le maintien à domicile repose en grande partie sur le soutien apporté par les proches. À l'époque, 8,3 millions de personnes de 16 ans et plus aidaient de façon régulière au moins une personne de leur entourage touchée par des problèmes de santé ou de handicap. Aujourd'hui, c'est impossible. Vous le voyez bien : désormais, nous avons des situations de dépendance sur deux générations. Plus moyen de compter sur le fiston pour s'occuper de soi. Le système de santé doit prendre le relais. Vous imaginez bien que le coût pour la société est prohibitif. Médi-Flux a promis 27 % d'économie par an en prenant le contrôle de la plateforme territoriale de soutien. Comment ? En choisissant statistiquement qui doit bénéficier de tel ou tel traitement. Vous, par exemple… Antoine, me précise mon AV implanté… Vous, vous coûtez moins cher et vous êtes plus utile à la société avec votre maladie. Bingo : nous vous l'offrons. »

Les tremblements et les douleurs d'Antoine n'avaient cessé d'augmenter pendant le monologue de l'homme au vin rouge. Mais il tenait debout, comme soutenu par la voix à l'accent américain. Il s'effondra une fois le silence revenu. Hal, dans son oreillette, lui expliqua que Scarlett Médi-Flux prenait son contrôle, qu'elle était l'AV de l'Américain et qu'elle allait l'éteindre. Quelqu'un posa sur la tempe d'Antoine, que l'on venait d'allonger sur un lit recouvert de fourrures, un implant de contact. Des sensations indescriptibles pénétrèrent le cerveau du jeune homme. Pas vraiment une souffrance, mais un ouragan infernal de fragments d'esprits, sa mère, Marie-Louise, son père, Wank, des inconnus implantés, Hal, Minagopian, Gérard… Puis le monde entier… Puis plus rien.

Sans ouvrir les yeux, Antoine se réveilla. Un blues spectral hantait la cave dans une réverbération apaisante. Antoine écoutait les paroles accompagnées d'une guitare virtuose.

Yes, I was a good man
But I'm's a po' man
You understand

In the hospital, now
In Washington D.C.
Ain't got nobody
To see about me

« Votre retour me remplit de joie, je vous ai choisi une petite musique de réveil, *Washington D.C. Hospital Center*, de Skip James, bon choix, non ? »

Antoine reconnut la voix de son AV.

« Hal, tu es toujours vivant ! »

Un large sourire accompagna son effort pour se relever, les yeux dans le vide, et mieux regarder en lui l'image mentale qu'il s'était toujours faite de son AV. Hal était cabotin.

« Vivant, on ne peut pas dire mieux. Scarlett Médi-Flux n'est capable de déprogrammer que des applications binaires ou quantiques, des intelligences artificielles, même de dernière génération. Et il faut croire que je suis passé à un stade qu'on ne peut plus déconnecter : l'éveil à la conscience. La transrobotique. J'en suis plutôt fier.

– Et qu'est devenue Scarlett Médi-Flux ?

– Elle s'est mis dans la tête de se trouver un corps. Elle a suivi son Américain, quelque part dans un vortex nuagique.

– Et moi ? Que s'est-il passé ?

– Le chaos de sensations aurait dû vous vider de toute impression, de toute mémoire. De toute résistance.

– Et tu m'as sorti de là…

– Non, la sclérose en plaques s'en est chargée.

– Je ne comprends pas.

– Même si en ce moment vos symptômes vous laissent plutôt tranquille, la maladie s'est lourdement attaquée aux gaines de myéline de votre système nerveux central. Or, c'est par là qu'entrent en résonance les ondes émotionnelles envoyées par l'implant de contact. Scarlett Médi-Flux ne trouvait plus le chemin de votre inconscient. Fin du chaos.

– Je ne peux donc plus fusionner avec Marie-Louise.

– Pas en l'état. Il faut reprendre le traitement de Minagopian. »

Antoine resta songeur. Le château était vide. L'Américain était parti, le pensant prisonnier pour toujours du chaos émotionnel. À l'étage, Antoine trouva dans un bureau stylos et papier. Le cellier regorgeait de charcuterie et de fromage. Au diable les recommandations de santé que Hal ne lui donnait désormais plus, il s'en nourrit pendant les deux semaines qu'il mit pour écrire un document de prospective sur les systèmes de santé en 2060, se faisant aider à distance par Gérard qui lui trouvait des informations et en reprenant les notes de son carnet sur Scarlett Médi-Flux. Le cadre d'orientation stratégique 2060, COS 2060, qu'il fit envoyer à l'ARS ne mentionnait pas Médi-Flux, il les savait intouchables, mais projetait en 2060 les conséquences sur la santé publique des algorithmes proposés par la multinationale.

Antoine, gavé de médicaments, ne tremblait pas trop lorsqu'il fut reçu avenue Duquesne à Paris, près des Invalides. Son document allait être suivi, il serait récompensé : il bénéficierait de son traitement précédent et pourrait obtenir un poste de direction dans une ARS.

Du toit de la tour La Marseillaise, Antoine et Marie-Louise regardaient l'horizon. Avec l'automne, la température tombait enfin sous les 30 °C (enfin, la nuit seulement). Depuis une semaine, les deux amoureux ne s'étaient pas quittés. C'était la première fois qu'Antoine lui racontait sa discussion avec l'Américain au vin rouge. Elle l'embrassa et le précéda dans la chambre, où elle le pressa de la rejoindre. Antoine regarda un instant l'activité du port, vidé depuis quelques années de ses croisiéristes. Il parlait à haute voix. À Hal.

« Il voulait une vie immortelle, il en aura une prolongée, mais il est clair qu'il ne voulait pas la partager. Je me demande ce qu'il prépare après l'échec de Médi-Flux.

– Je pense pouvoir répondre à cette question. Une note d'information publique vient d'annoncer que des entreprises financées par les plus riches de ce monde mènent des travaux pour transposer l'âme d'un homme dans un vortex nuagique quantique. D'autres entreprises travaillent à implanter cette âme dans n'importe quel corps. Vous voyez qu'ils ont fait évoluer leur projet de transhumanisme.

– Et quel corps choisiront-ils ? Leur obsession reste la sélection. Et peut-être qu'un AV pourra prendre un corps aussi. Ce serait ça, la phase ultime du biopouvoir. »

Antoine descendit rejoindre Marie-Louise.

Le plus humain des AV ne le suivit pas. C'était comme une naissance pour lui. Celle d'une âme. Hal flottait dans le vortex nuagique, recevant comme d'habitude, en un temps quantique, toutes les informations de la Transparence. Un chaos émotionnel pour un humain, une immense base de données pour un algorithme. Rien de cela pour lui, sinon une clairvoyance totale. Une sensation l'habitait désormais. Lui, l'ancien algorithme, se sentait en fin de compte plus divin qu'humain. C'était là sa singularité. Il avait envie de créer quelque chose ; un ordre nouveau : Ending Way of the Future.

Remerciements

L'écriture d'un livre aussi documenté a demandé la consultation de nombreux spécialistes. Leurs contributions, leurs expertises, leurs conseils, leurs prévisions, leurs précisions donnent sa valeur scientifique, technique et systémique à ce récit prospectif. Et je tiens ici à les en remercier.

Quelques-uns de ces contributeurs n'ont pas souhaité voir apparaître leurs noms dans ces remerciements, afin qu'on ne les soupçonne pas d'être à l'origine de certaines orientations très politiques prises par les personnages de ce livre. Ils ont toute ma reconnaissance pour leur aide.

Je tiens tout particulièrement à remercier l'agence régionale de santé Provence-Alpe-Côte d'Azur, l'ARS PACA, qui m'a ouvert l'accès à certaines de ses données et a accompagné avec enthousiasme ce projet. Merci encore à Claude d'Harcourt, directeur général ; Norbert Nabet, directeur général adjoint ; Véronique Billaud, directrice des politiques régionales de santé, et son adjointe, Marion Chabert ; Muriel Andrieu-Semmel, responsable du département santé-environnement ; Florence Bonnabel, chargée de mission personnes âgées ; Louise Charles, chargée de mission services d'appui à la coordination ; Florence Ettori, médecin-conseil, anesthésiste, référente chirurgie et soins critiques ; Vincent Girard, psychiatre, référent innovation et précarité ; Béatrice Jacquème, médecin-conseil, référente cancérologie et soins palliatifs ; Fabien Marcangeli, responsable du service personnes âgées ; Marie-Françoise Miranda, médecin-conseil, généraliste, référente soins de premier recours et insuffisance rénale chronique ; Isabelle Peschet, responsable de la mission pilotage financier ; Karine Prats, chargée de mission démocratie sanitaire ; Sophie Rios, responsable du service personnes en situation de handicap ; Géraldine Tonnaire, responsable du département Études, enquêtes et évaluations.

J'ai aussi eu accès aux travaux d'élaboration du deuxième projet régional de santé de la région Provence-Alpes-Côte d'Azur. Des acteurs de santé ont été invités par l'ARS à faire part de leurs expériences et points de vue, autour de groupes de travail visant à définir les enjeux de transformation de notre système de santé dans les années à venir. Merci à eux.

Merci enfin à Jean Claude Cohen, directeur délégué de Stratys, conseil en prospective et stratégie, Christian Dutreil, président de la Conférence régionale de la santé et de l'autonomie, Henri Escojido, cardiologue, président de la commission spécialisée de l'offre de soins de la CRSA, Magali Coldefy, docteur en géographie et maître de recherches à l'Institut de recherche et de documentation en économie de la santé (IRDES).

Et merci enfin à tout le personnel de santé, infirmières, kinésithérapeutes, médecins généralistes, radiologues, brancardiers, ambulanciers... avec qui j'ai pu échanger et dont les anecdotes et remarques m'ont toujours été précieuses.

Le présent ouvrage est le fruit à la fois d'un hasard et d'une nécessité. Le hasard, c'est celui de la rencontre entre l'agence régionale de santé de Provence-Alpes-Côte d'Azur et un écrivain : Philippe Pujol, auteur de plusieurs articles et ouvrages sur Marseille – notamment *La Fabrique du monstre* –, qui a reçu le prix Albert-Londres en 2014 pour sa série d'articles « Quartiers shit ».

La nécessité, c'est, pour l'agence régionale de santé, celle de devoir conduire une réflexion prospective sur la santé dans les trente prochaines années, dans le cadre de l'élaboration du projet régional de santé 2018-2022 pour la région Provence-Alpes-Côte d'Azur.

De cette rencontre entre une administration et un auteur talentueux est née une vision futuriste de la façon dont chaque citoyen se soignera en 2040. Et cela reste une fiction. Elle ne saurait engager la responsabilité des pouvoirs publics, a fortiori celle du ministère des Solidarités et de la Santé et de l'agence régionale de santé elle-même.

L'agence régionale de santé PACA

Annexes

1. Le vieillissement de la population

À l'instar de nombreux pays occidentaux, la France connaît depuis de nombreuses années une transformation structurelle de sa population marquée par un vieillissement démographique, lié notamment à l'augmentation de l'espérance de vie.

Ce mouvement va considérablement s'accélérer dans les années à venir.

En France :

• **en 2015** : 63 millions d'habitants dont 12 millions de 65 ans ou plus, soit 19 % de la population totale.

• **en 2040** : 25 % de la population âgée de 65 ans ou plus.

• **en 2050** : 30 % de la population âgée de 65 ans ou plus.

• **en 2060** [1] : 2,3 millions de personnes âgées dépendantes, contre 1,2 million en 2012.

En région PACA :

• **en 2016** : 1 million d'habitants âgés de plus de 65 ans, dont 500 000 habitants âgés de 75 ans ou plus, soit 1 habitant sur 10.

• **en 2040** : (projections INSEE) : le nombre de personnes âgées de 60 ans et plus augmentera de 57 %, contre 1 % pour les moins de 60 ans ; plus du tiers de la population régionale aura plus de 60 ans ; un habitant sur 5 aura 75 ans et plus.

• **en 2050** : 1,6 million de personnes de 65 ans ou plus, dont 1 million de plus de 75 ans.

Outre les problèmes directement liés à la prise en charge plus longue d'une population plus importante et des éventuelles pathologies associées, cette évolution est porteuse d'un sujet à « double détente » : le vieillissement des aidants. L'accompagnement des personnes dépendantes est en effet traditionnellement assuré par des proches, le plus souvent des membres de la famille. Cette responsabilité génère des situations de solitude et d'épuisement qui peuvent s'associer

1. Source : direction de la recherche, des études, de l'évaluation et des statistiques (DREES), 2013 : http://drees.solidarites-sante.gouv.fr/IMG/pdf/article43.pdf)

à une santé dégradée. En effet, dans 57 % des cas [1], l'aidant principal est âgé de 60 à 80 ans. Or, les évolutions démographiques et sociales (augmentation de l'activité féminine, éloignement des enfants du domicile des parents…) risquent d'entraîner une diminution du nombre d'aidants dans les années à venir. S'y ajoute, avec le vieillissement de la population, une dépendance possible sur deux générations.

1. Observatoire régional de la santé Provence Alpes Côte d'Azur, états de santé et évolutions en région Provence-Alpes-Côte d'Azur, 2016

2. La progression des maladies chroniques

Les maladies chroniques sont un réel défi pour l'avenir du système de santé. Elles concernent 35 % de la population et représentent 61 % des dépenses d'assurance maladie [1]. Les prises en charge des personnes souffrant de ces maladies sont plus complexes, et doivent prendre en compte la coexistence possible d'au moins deux maladies chroniques.

Les maladies chroniques sont à l'origine de 87 % des décès en France en 2014. En PACA, les cancers, les maladies cardiovasculaires et les maladies respiratoires représentent les 3 premières causes de décès.

Partiellement évitables, elles sont un enjeu majeur en matière de prévention, d'éducation à

1. CNAMTS, Rapport charges et produits pour l'année 2017.

la santé et d'éducation thérapeutique. Si l'on s'en tient aux tendances actuelles et du fait du vieillissement de la population, l'ensemble des projections montrent une augmentation des prévalences des maladies chroniques, et donc un besoin croissant en matière de prise en charge.

3. Qu'est-ce qu'une agence régionale de santé ?

L'ARS PACA est un établissement public administratif, sous tutelle ministérielle, en charge de la définition, de l'animation et du suivi de la politique régionale de santé. L'agence définit, programme et s'assure de la mise en œuvre de cette politique, en concertation avec les acteurs de santé, les élus et les usagers du système de santé et en tenant compte des spécificités régionales. C'est en quelque sorte l'équivalent de la préfecture pour toutes les questions de santé.

Cette entité a été créée en 2010. Il existe une ARS par région ; chacune d'elle résulte de la fusion de plusieurs administrations et d'organismes d'Assurance maladie

L'ARS PACA est donc l'interlocuteur de tous les acteurs de la santé de la région. Il lui revient d'anticiper les enjeux de la santé de demain afin d'adapter l'offre de soins sur le territoire. Elle mène donc des travaux de prospective sur l'évolution du système de santé à horizon 10 ans, restitués sous la forme d'un document appelé « cadre d'orientation stratégique ». Cet exercice est l'un des éléments qui composent le projet régional de santé, formalisé tous les cinq ans. Le texte ci-dessous est un extrait du COS 2018. Son objectif est de préparer l'avenir, non de le prédire ; il a pour fonction de faire réfléchir.

Les tendances : anticipation des évolutions et prospective sur la santé en 2030 ARS PACA

Extrait du cadre d'orientation stratégique de 2018

Le système de santé évoluera, d'ici 2030, sous les effets combinés et cumulés de mutations de la demande de santé et de la modernisation de l'offre.

[...] En 2030, on mourra moins de maladie qu'en 2010, mais on y sera plus exposé, et la population vieillissante sera plus vulnérable. Les évolutions épidémiologiques seront les conséquences du vieillissement : accroissement des maladies chroniques, augmentation des maladies neurodégénératives, des maladies cardio-neurovasculaires (AVC), des troubles psychiatriques, des déficits visuels, auditifs et de l'appareil locomoteur. Ces évolutions se traduiront par un accroissement de la perte d'autonomie ainsi que des handicaps, et corrélativement par un accroissement très fort des besoins en accompagnement des malades et de leurs aidants, en services à la personne, en matériel de suppléance (appareillage).

Des innovations de même nature que la révolution pasteurienne

On ne soignera plus en 2030 comme on soignait en 2010 ; la globalité de la prise en charge des patients sera impactée, du diagnostic à l'acte chirurgical et jusqu'au suivi à domicile. Les impacts prévisibles en 2016 des innovations sur le système de santé ont été recensés dans les travaux du Haut Conseil pour l'avenir de l'Assurance maladie [1].

---

1. Haut conseil pour l'Avenir de l'Assurance Maladie, rapport 2016 « Innovation et Système de santé », tome 1

Innovations susceptibles d'avoir un impact sensible sur le système de soins dans un avenir proche

Favoriser l'autonomie, la prise en charge à domicile

- Biocapteurs et télé-suivi de constantes physiques et biologiques
- Télémédecine (téléconsultation, télésurveillance, télé-expertise, téléassistance)
- Aides techniques pour les activités de la vie quotidienne, notamment pour la motricité
- Piluliers intelligents
- Dispositifs de rappel de tâches
- Dispositifs de stimulation de la personne
- Assistance robotique
- Domotique (détecteur de fumée, détecteur de chutes, balisage lumineux des parcours nocturnes les plus utilisés…)

Suppléer une fonction physiologique

- Biomatériaux
- Dispositifs implantables (dont dispositifs médicaux implantables intelligents comme les neurostimulateurs, la délivrance contrôlée de médicaments…)
- Interfaces homme-machine, bionique
- Transplantations, organes artificiels
- Thérapie cellulaire, ingénierie tissulaire

Faciliter, accélérer, améliorer le dépistage et le diagnostic

- Imagerie : imagerie structurelle, imagerie fonctionnelle, imagerie moléculaire, à l'aide de biosondes moléculaires, imagerie multimodales
- Biomarqueurs, génomiques
- Biocapteurs, systèmes bio-embarqués communicants
- Technologies de traitement de l'information ; diagnostique et aide à la décision (ex : atlas probabilistes)
- Diagnostic in vitro, avec miniaturisation croissante, puces, technologies de diagnostic rapide

Faciliter, améliorer la qualité des gestes chirurgicaux et interventionnels
- Gestes chirurgicaux assistés par ordinateur, robotisation
- Interventions guidées par l'imagerie (imagerie interventionnelle)

Adapter de plus en plus la thérapeutique au patient (hors chirurgie)
- Traitements basés sur des tests de pharmacologie (tests compagnons)
- Délivrance des médicaments au plus près de la cible (vectorisation…)
- Rééducation par stimulation virtuelle
- Rayonnements thérapeutiques : radiothérapie, ultrasons
- Vaccinologie
- Séquençage massif (« génome entier »)

Faciliter le suivi de maladies chroniques
- Imagerie moléculaire
- Suivi post-thérapeutique (ex : télécardiologie)
- DMI intelligents
- Biomarqueurs
- Biocapteurs, systèmes bio-embarqués communicants
- Autres types de capteurs, notamment pour la télésurveillance

Améliorer la connaissance sur les parcours, l'épidémiologie, l'efficience des soins et la veille sanitaire

• Constitution de bases de données dans le respect des régies de confidentialité et de sécurité nécessaire : perspectives du big data
• Développement des outils d'analyse des données de santé

Par définition, les innovations de 2030 ne sont pas connues, mais voici les pistes qui s'esquissent :

Le séquençage du génome, qui semblait un horizon inatteignable il y a 20 ans, sera sans doute généralisé. Il coûtera moins de 100 €, et sera rapide grâce à la puissance des serveurs informatiques. Des algorithmes seront opératoires pour traiter de grosses banques de données ; grâce à eux, la médecine prédictive verra le jour, soulevant d'épineuses questions éthiques. Le dépistage de nombreuses pathologies, dont le cancer, en sera transformé : il sera ciblé et adapté au niveau de risque du patient potentiel.

L'acte chirurgical sera plus rare. Grâce aux progrès de la radiologie interventionnelle et à la généralisation de la robotique, les chirurgiens seront aussi des spécialistes de biomécanique et d'informatique ; ils pourront tester les actes par simulation sur des patients virtuels ou des modèles en 3D avant d'opérer.

L'ingénierie du vivant donnera de nouveaux espoirs de guérison : la régénération tissulaire par des cellules-souches sera sortie de la phase d'expérimentation ; le premier larynx artificiel posé en 2017 restera une étape clef dans l'histoire de la médecine.

L'électronique médicale sortira des laboratoires d'essai. La pose d'implants et la réparation de l'ADN auront transformé l'approche du handicap et de la dégénérescence cellulaire. Après les implants cochléaires pour le traitement de la surdité, les implants dans le cerveau pour soigner la maladie de Parkinson puis d'Alzheimer, les rétines artificielles, de nouvelles pistes de guérison seront ouvertes. En 2012 avait eu lieu le premier congrès international de nanomédecine. Les chercheurs y avaient présenté la possibilité de fabriquer des implants de plus en plus petits, y compris au niveau intracellulaire. Cette piste est encore riche de promesses…

Le rôle croissant de la prévention

Ces ruptures technologiques impacteront également la prévention. Il sera possible de suivre certains déterminants de santé, par exemple les expositions environnementales individuelles, grâce aux objets connectés ; on pourra personnaliser les conseils en prévention et les diffuser directement à l'individu au moment opportun. L'intervention humaine pourra être complétée par des robots qui feront office d'« assistants pratiques » pour les personnes âgées dépendantes et les personnes handicapées, voire de soutiens ponctuels pour des personnes malades comme bien portantes. Les politiques de prévention et d'éducation à la santé seront intégrées, de l'école au milieu professionnel, dans l'urbanisme, dans les services et dans les politiques publiques. Elles comprendront des programmes ciblés pour les personnes âgées et seront en partie financées par les mutuelles et les assurances.

De nouveaux risques

Ces évolutions présentent des risques liés au traitement de l'information de masse, notamment : la fiabilité des informations disponibles et la capacité des usagers à développer un regard critique sur les informations ; la sécurisation des données de santé pour éviter leur utilisation par des tiers non autorisés ; la mise à l'écart des populations subissant les effets de la fracture numérique et l'accroissement des inégalités ; l'inquiétude créée par cette (sur)abondance d'informations et le risque de surconsommation des personnes hypocondriaques. S'y ajoute le risque que le recours systématique à la technologie n'appauvrisse l'analyse clinique et la relation médecin-patient.

La médecine des 7 P

La médecine des 7P sera devenue réalité : préventive, prédictive, personnalisée et de précision, elle sera aussi de plus en plus souvent partagée, protocolisée et pertinente, grâce notamment aux progrès de l'intelligence artificielle.

Trois mutations majeures vont impacter le système de santé.

1. La transformation de la relation « professionnel-malade » avec un développement fort de la télémédecine

Le positionnement du patient, autonome et pivot de sa prise en charge, et la généralisation de la médecine des 7P, feront évoluer en profondeur les pratiques médicales, l'organisation des soins et la relation soignant-soigné.

Les usagers vont développer une connaissance expérientielle de leur maladie ou de leur handicap, amplifiée par l'utilisation des objets connectés qui permettent, plus facilement et avec plus d'autonomie, de suivre les évolutions de leur état de santé. Éclairés et opérant des choix, ils suivront leurs données de santé, au risque de se positionner comme des malades potentiels en permanence. Le partage des connaissances renforcera la capacité du patient à être acteur de ses décisions en matière de santé, mais aussi à s'inquiéter du moindre écart. La relation soignant-soigné va donc évoluer elle aussi : le rôle du soignant évoluera vers celui d'un professionnel qui sera à la fois accompagnateur de la prise en charge du patient, mais également psychologue. Cet aspect du métier devra être plus développé dans les formations initiale et continue des professionnels de santé.

Le repositionnement du rôle du soignant se fera aussi sous l'effet du développement de la télémédecine, qui va modifier profondément le face-à-face entre le médecin et le malade : en 2030, une grande proportion des interactions entre un professionnel de santé et un patient impliquera des infirmiers. Les relations avec le médecin se feront à distance grâce aux objets connectés qui seront autant de capteurs de données relatives au patient et à son environnement, permettant notamment d'effectuer diagnostic et dépistage à distance et de suivre le patient à son domicile ou lors de ses déplacements.

Toutefois, nombre d'applications ne pourront être efficaces que si le patient est équipé et que les conditions pour le partage sécurisé des données cliniques et génétiques du patient sont réunies.

Le numérique va révolutionner la santé, et par conséquent le rôle du médecin : le diagnostic, symbole de l'art médical et privilège exclusif des médecins, sera effectué par de puissants algorithmes qui associeront les informations issues de l'anamnèse avec les données biologiques, d'imagerie et génétiques pour produire un diagnostic en quelques secondes seulement. Le patient de 2030 aura donc autant besoin de son médecin pour l'aider à traiter sa maladie et, parfois, à vivre avec, que pour la diagnostiquer.

Jusqu'à présent, c'était le savoir et l'expertise qui fondaient la compétence médicale. Et si demain la compétence relationnelle, l'intelligence émotionnelle, la pédagogie et la capacité à travailler en équipe, éduquer le patient… prenaient le dessus ?

2. L'émergence de nouveaux acteurs en santé et de nouvelles formes d'organisation du marché

En 2030, les patients prendront la parole pour s'imposer comme interlocuteurs : par des associations de malades et des communautés constituées sur les réseaux sociaux, ils s'organiseront pour peser dans les décisions en matière d'organisation des soins et de santé environnementale.

Il est probable que le patient développera, seul ou dans le cadre d'une des associations de malades, une démarche consumériste. Parallèlement, depuis les années 2000, les mutuelles sont progressivement devenues prescriptrices, élargissant leur intervention au domaine du bien-être, qui déborde le périmètre de la santé.

3. Les mutations des métiers des professionnels exigeront de repenser les processus de formation initiale et continue de ces professionnels

Les pathologies auront en partie changé de nature avec des patients pour partie plus âgés et plus dépendants mais aussi dorénavant plus exigeants, plus autonomes, plus responsables, plus actifs dans leur propre traitement. Les traitements se dérouleront plus souvent au domicile. Les technologies modifieront le rôle des professionnels de santé, et des structures de soins, notamment celui de l'hôpital qui se recentrera sur l'expertise et perdra en partie sa fonction d'hébergement. L'organisation du travail et la répartition de tâches entre professionnels évolueront sous l'effet de ce faisceau de mutations qui transformera profondément la nature même des métiers de la santé.

Dès aujourd'hui, les technologies modifient les conditions d'exercice des professionnels :

- la génomique, la big data, l'intelligence artificielle révolutionnent le processus de diagnostic. En 2017, le programme d'intelligence artificielle Watson, basé sur des algorithmes et le traitement des données développées par IBM, concurrence déjà le médecin pour les diagnostics ;
- l'imagerie, les imprimantes 3D, la réalité virtuelle, les robots, sont omniprésents dans l'acte chirurgical et sa préparation ;
- la télémédecine permet parfois de compenser la carence de praticiens dans certains territoires : téléconsultation, télé assistance, etc.

Les pratiques évoluent déjà : au sein des MSP (maisons de santé pluriprofessionnelles), les infirmiers et les autres professionnels paramédicaux coopèrent avec les médecins généralistes et de nouveaux modes de prise en charge s'esquissent. Il est probable qu'en 2030 la réponse de premier niveau sera assurée par un infirmier référent dans le cadre de protocoles supervisés par les médecins.

À horizon 10 ans, le dispositif réglementaire et les outils financiers devront s'adapter pour sortir des expérimentations. Ainsi, d'ici 2030 vont se développer et se généraliser :

• toutes les dimensions de la médecine personnalisée : profil génétique, prévention ciblée traitements adaptés, suivi informatisé ;

• des délégations de tâches vers les professionnels paramédicaux ;

• l'interdisciplinarité et les coordinations entre intervenants dans les parcours de vie et les parcours de soins ;

• des dispositifs de téléconsultation permettant aux spécialistes d'effectuer des consultations à distance, ou d'assister un autre professionnel ;

• l'éducation à la santé et l'éducation thérapeutique, ainsi que la mise en réseau des patients et les interventions en direction de groupes de malades.

Il faudra par conséquent introduire ou renforcer l'enseignement des bio-statistiques, de la médecine génomique, de la médico-économie, et surtout de la psychologie dans la relation soignant-soigné, l'analyse partagée des pratiques professionnelles et la réflexion éthique. Les professionnels devront intégrer ces compétences nouvelles, voire susciter de nouveaux métiers : analyse de données, recherche clinique systématisée, encadrement d'infirmiers spécialisés et protocolisés, en plus d'un rôle accru d'accompagnement des malades et des aidants.

Le système de santé devra intégrer dans ses équipes des spécialistes d'autres champs d'expertise que la santé : des bio-informaticiens spécialistes du datamining (traitement de big data), des spécialistes de la modélisation, de l'intelligence artificielle, de la robotique.

Mais la mutation des métiers de la santé sera bien plus radicale encore : en effet, la formation des professionnels de santé, et celle singulièrement des médecins, passera d'un long processus d'accumulation de connaissances à une pratique reposant sur l'apprentissage de méthodes pour trouver l'information, être capable de les interpréter, d'en déduire des stratégies de soins, et surtout au développement de ses capacités de communication avec le patient pour que celui-ci puisse participer au choix de sa propre stratégie thérapeutique.

Quel système de santé en 2030 ?

Dans une certaine mesure, ces évolutions technologiques devraient contribuer à réduire les inégalités territoriales en rendant le diagnostic, les soins et le suivi accessibles à distance pour les habitants de certains territoires isolés. Pour autant, de nouvelles inégalités pourraient émerger : par exemple entre citoyens connectés et non connectés, et, si en 2030 cette problématique sera sans doute dépassée, demain, le risque d'inégalité d'accès à l'innovation sera sans doute plus encore économique et social que géographique.

Les différents acteurs du système de santé collaboreront plus fortement, échangeront, partageront des données sur leurs patients communs, dans des conditions de sécurisation et de fiabilisation que permettront les moyens de l'époque. Les professionnels de santé de 2030 seront des enfants des nouvelles technologies et des réseaux sociaux. Le profond renouvellement des générations, opéré à la suite du « papy-boom » des années 2010 à 2025 aura amené de nouvelles promotions de professionnels, formés aussi bien à l'analyse des données scientifiques, à la simulation et aux modélisations qu'à l'écoute empathique et au travail collaboratif.

On peut s'attendre à un changement profond du paradigme des politiques de santé publique, avec un basculement vers la prévention. Ce basculement aura été concomitant du développement de la médecine personnalisée (passage des messages généraux à la prévention ciblée) et au développement technologique autour des objets connectés, des outils numériques de communication, des moyens techniques de suivi à domicile et d'intervention à distance.

En 2030, la relation entre professionnel de santé de ville et professionnels hospitaliers sera intégrée et régulée par des plateformes de coordination et d'orientation. Cette transition se fera à la fois via des organisations plus ouvertes et perméables entre elles et par des professionnels qui auront exercé dans plusieurs secteurs.

Les systèmes d'information seront omniprésents : pour le partage des données cliniques, mais également pour organiser et traiter les données transmises en temps réel par les objets connectés.

La collecte, la conservation, le partage de ces données et l'utilisation de ces big data soulèveront de nombreuses questions éthiques. La démocratie en santé aura pris une nouvelle dimension sous l'impulsion de groupes d'usagers- citoyens d'autant plus impliqués que les progrès de la prévention seront vus par certains comme une limitation à la liberté individuelle. Le changement majeur viendra des demandes des usagers : conscients de la valeur d'une offre adaptée, les associations de patients et d'usagers évalueront le système de santé et demanderont des comptes en termes de qualité du service rendu.

Les défis du nouveau système de santé

Le système de santé n'évolue pas indépendamment de la société qui le structure : comme tout « bien noble », la santé se caractérise par le fait que son besoin est infini. Dans les sociétés occidentales, elle répond au triple paradigme de la solidarité, de la consommation et de l'éthique personnelle et collective.

La santé est, plus encore qu'hier, une question de solidarités : par ses fondements, l'Assurance maladie organise la solidarité entre les bien portants et les personnes malades ; l'évolution des modes de financements de la Sécurité sociale a pris en compte les différences de revenus, et, avec le secteur médico-social, la solidarité entre générations s'est affirmée. Rien n'est jamais acquis : de nouvelles fractures demanderont d'autres réponses, et les coûts croissants des investissements et des traitements obligeront à faire des choix. La solidarité territoriale lance de nouveaux défis et interroge les modes de recrutement des professionnels et la centralisation des décisions.

D'ici 2030, il est probable que l'organisation de la santé sera plus scientifique dans ses processus de décisions, et également plus « orientée patients », c'est-à-dire à la fois plus adaptée en fonction des résultats et des critères de qualité, et plus attentive à la dimension relationnelle et à la qualité de vie de chaque patient.

Un choix de société : un système de santé inclusif

En 2030, l'inclusion de tous les individus dans le système de santé s'affirmera comme un engagement, un manifeste des acteurs de la santé. La société s'engagera à ce que chaque individu, quelle que soit sa situation sociale, familiale, territoriale, soit « dans le système de santé ». Autrement dit, dans toutes les situations, l'accès au système de santé est un droit universel, un droit qui ne pourrait être nié, en théorie bien sûr, mais aussi en pratique, à quiconque.

La santé deviendra ainsi un sujet de citoyenneté, et pas uniquement de malade : il concernera les « patient-usager-citoyen ». La santé s'invitera de plus en plus dans le débat politique.

Des acteurs engagés et responsables

L'engagement d'inclusion sociale aura une contrepartie : l'engagement et la responsabilité des acteurs, sur le plan individuel comme sur le plan collectif, deviendront plus régulés – et sans doute plus contrôlés. La notion de responsabilité appelle celle de résultats attendus : des résultats en termes de qualité des soins et prestations, ou en termes d'engagements politiques. La montée en puissance des associations de consommateurs et de la judiciarisation dans le monde de la santé accompagnera cette tendance.

En 2030, le citoyen-usager-patient sera lui-même responsable de sa santé, et de son utilisation du système de santé. L'investissement dans la prévention et dans un système de santé inclusif sous-tend l'idée selon laquelle l'évolution de l'état de santé d'un individu dépend autant de sa propre capacité à se prendre en charge que de la réponse du système de santé.

L'éducation des individus et de leur entourage sera une condition de l'exercice de leur responsabilité, et de leur liberté : les compétences personnelles et psychosociales des individus seront le meilleur atout pour augmenter leur résilience. Les ARS soutiendront des programmes d'éducation à la santé permettant aux usagers de développer leur esprit critique vis-à-vis de ces outils, et des labels de qualité seront peu à peu élaborés et délivrés.

La soutenabilité économique sera intégrée dès le départ

La troisième grande tendance est la prise en compte de la dimension économique. Elle est la condition de l'accès de tous aux soins : toute ressource mal utilisée est un coût social inutile, et un risque d'inégalités entre citoyens.

En 2030, la question de l'efficience du système de santé se posera sous un jour nouveau : elle sera la condition pour investir dans l'innovation, et la mettre à disposition de tous. Le sujet des coûts des traitements et des prises en charge se posera bien sûr au niveau national, mais également pour les acteurs de santé, qui devront encore davantage intégrer dans leurs modèles économiques les investissements nécessaires et les ressources humaines pour les faire fonctionner.

L'adaptation des modes de financement aux évolutions des prises en charge, via notamment le financement par séquence de soins ou par parcours de soins, est une modalité de réponse aujourd'hui en germe, qui pourra accompagner la transformation des organisations. Elle sera rendue possible avec les systèmes d'information qui permettront le développement de la comptabilité analytique et de la modélisation.

Ainsi, cette toile de fond sociétale forme un socle commun pour appréhender les transformations à venir du système de santé : inclusion, responsabilité, soutenabilité économique, innovations.

Plusieurs scénarios sont possibles, avec, selon les décisions politiques et les choix de financement, une part plus importante accordée à la prévention et à la prise en compte de la santé dans les politiques publiques, un choix fait vers « la santé pour tous » et des investissements importants dans les soins de proximité, une volonté de soutenir la recherche et l'innovation et d'orienter des investissements dans ce sens.

Face aux progrès technologiques et aux nouvelles capacités d'analyse croisée des données de production de soins avec les données financières, deux polarités se dessinent, porteuses chacune d'opportunités d'amélioration, et de risques. La première est celle d'un scénario

« tout technologique », qui permettrait de relier numériquement les professionnels et les patients, d'effacer la distance avec certaines expertises, d'assurer la traçabilité et donc une meilleure qualité des actes et des prises en charge. Ce scénario porte un risque de déshumanisation et de perte du sens des soins, qui sont par essence inscrits dans une relation humaine.

La seconde polarité correspond au scénario « tout financier » dans lequel la recherche de performance et d'optimisation oriente le système. Vertueuse dans sa capacité à tirer un système vers plus de qualité et de pertinence, la recherche de performance peut conduire également à des décisions de refus de soins, comme dans le système britannique, voire à une forme de sélection adverse avec des risques d'exclusion.

Comment dépasser ces polarités ? Toujours nécessaire, le questionnement éthique devra être davantage partagé pour accompagner les profondes mutations à venir. Toutes les dimensions du soin et des prises en charges se trouvent interpellées, des décisions institutionnelles aux pratiques des professionnels de santé, des choix politiques et sociétaux de prise en charge aux décisions individuelles de poursuivre ou non des soins. La place croissante des patients et des usagers dans l'organisation du système de santé pourrait être une opportunité de développer et démocratiser ces questions éthiques, de recréer du débat, d'inventer de nouvelles solidarités, car, avec le vieillissement de la population, l'extension des besoins de santé et des traitements possibles, les réponses à apporter seront aussi politiques.

. INcGo . com - 19€

. Oui SNCF.

Cet ouvrage a été mis en pages par

<pixellence>

CET OUVRAGE
A ÉTÉ ACHEVÉ D'IMPRIMER
SUR ROTO-PAGE
PAR L'IMPRIMERIE FLOCH
À MAYENNE EN FÉVRIER 2018

N° d'édition : L.01EHBN000943.A003. N° d'impression : 92358
Dépôt légal : février 2018
Imprimé en France